残疾预防工作知识问答手册

无锡市人民政府残疾人工作委员会 ◎ 主编

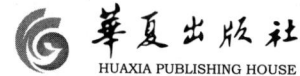

编写委员会名单

主 编

无锡市人民政府残疾人工作委员会

顾 问

李建军　中国康复研究中心
　　　　中国残联残疾预防与控制研究中心
占伊扬　江苏省人民医院
张金明　中国康复研究中心
王红星　江苏省人民医院
方佩英　无锡市医院协会

编 委

主 任

刘 霞

副主任

唐余开　刘 翔　王 元　窦红波　党英杰

委 员（以姓氏笔画为序）

王 晋　包 怡　过 栋　苏 伟　杨国兴
吴洵如　吴晓珺　张卫阳　张 琦　陆 燕
陈 昊　陈恩平　林柯明　杭兰生　赵 鞠
胡建伟　夏春明　钱志伟　钱晓东　徐成洁
黄东晖　龚宝梅　常亚敏　缪燕青　瞿 芬

序

经过30余年的迅猛发展，中国已成功跃居世界第二大经济体。然而，随着经济发展社会问题伴随而来，如残疾预防问题。社会竞争日益激烈，人们工作、生活压力与日俱增，生活健康指数日趋下降，新病种和新生儿先天缺陷日益增多；自然灾害、灾难性事故频发；医疗技术的不断进步、医疗及社会保障体系的日臻完善使许多重病、重伤患者得以保存生命，却给他们留下了残疾。

世界卫生组织指出，利用现有的科学技术，可以使至少50%的残疾得到控制或延缓发生。1991年，世界残疾预防会议拟定的《里兹堡宣言》指出："大多数残疾的损害是可以预防的"，而人类战胜和应对残疾的主要着力点就在于预防。

国家政府高度重视残疾预防工作。残疾预防对保障人民健康，促进人口、资源、环境、经济和社会可持续发展具有重要意义。2008年，《中共中央国务院关于促进残疾人事业发展的意见》提出，"制定和实施国家残疾预防行动计划，建立综合性、社会化预防和控制网络，形成信息准确、方法科学、管理完善、监控有效的残疾预防机制。"《中国残疾人事业"十二五"发展纲要》提出，制定和实施国家残疾预防行动计划，实施一批重点预防工程，普及残疾预防知识，加强有关残疾预防法律法规建设等措施，有效推动残疾预防工作。

残疾预防与每一名社会成员息息相关，只有将残疾预防常识渗透到社区公众的意识和行动中，才能真正有效地减少各种残疾的发生。无锡市残疾人康复中心在无锡市残疾人联合会的领导下，积极落实国家残疾预防政策，探索残疾预防模式，组织相关领域专业人员编写了《残疾预防工作知识问答手册》。

　　本手册以"三级预防"为主线，通过问答的形式，围绕残疾预防工作常见问题以及公众普遍关注的热点问题，全面系统地对残疾预防知识进行了阐述。本书内容简明扼要，通俗易懂，具有实际指导意义，是一本优秀的科普读物。

　　衷心希望本手册能为普及残疾预防知识、促进全民健康和社会和谐发挥积极作用。

李建军
2016 年 2 月
于中国康复研究中心

前　言

生命是平等的,每个人都有得到健康生命的权利。

残疾预防对人口素质、社会资源环境、经济发展和社会可持续发展都具有重要的意义。我国政府一贯重视残疾预防工作,人口的健康状况相比解放初期有了巨大的变化。随着人口密度加大、老龄化程度加快以及各种慢性病、安全事故、意外伤害的致残因素增加,我国残疾人口也在不断上升。

残疾会带给个人和家庭巨大的痛苦,直接或间接影响他们的生活质量,也会增加社会的负担。但残疾的发生及残疾的严重程度是可防可控的。通过建立残疾预防的法律法规、政策指导以及科技力量支撑的有效防控体系,让全社会都来关心残疾预防、知晓残疾预防的基本知识、掌握残疾预防的基本方法,必然可以有效地防止或减少残疾的发生、控制和降低残疾的严重程度。

无锡市作为全国残疾预防综合体系试点城市之一,近年来致力于建立由残联、财政、卫生计生、教育、民政、安监、交通等各部门协力发展的残疾预防体系,不断扩大残疾预防的宣传覆盖面。《残疾预防工作知识问答手册》就是在这样的背景下应运而生。本手册总结了我市残疾预防工作中的各类常见问题,并组织了一批学科专家编纂修订。该手册以三级预防为主线,通过通俗易懂的语言,对群众关注度高、社会实践多见的残疾预防问题进行了详细解答,具有一定学习参考价值。

在此书出版之际,对为《残疾预防工作知识问答手册》的出版付出辛勤劳动的全体编委,致以诚挚的感谢和崇高的敬意!

刘　霞

2016 年 1 月

目 录

第一章 残疾预防概述

1. 什么是残疾预防? ……………………………………………………1
2. 为什么说残疾的发生和发展是可防可控的? ……………………1
3. 什么是三级残疾预防? ……………………………………………1
4. 我国残疾发生的新特点是什么? …………………………………2
5. 为什么残疾预防要抓"早"? ………………………………………2
6. 我们身边主要的致残原因有哪些? ………………………………3
7. 我国采取了哪些残疾预防的措施? ………………………………3
8. 我国针对残疾预防工作出台了哪些政策? ………………………4

第二章 一级预防 不得病,不受伤,不残疾

一、免疫接种 ……………………………………………………………5

1. 0~6岁儿童能够享受哪些免费接种的疫苗? ……………………5
2. 0~6岁儿童计划免疫的接种时间是如何安排的? ………………5
3. 儿童接种疫苗有哪些禁忌? ………………………………………6
4. 疫苗是100%防病的吗? ……………………………………………6
5. 为何卡介苗要在出生时接种? ……………………………………7
6. 新生儿为什么要在出生后24h内及时接种乙肝疫苗? …………7

7. 孕妇能接种风疹和乙肝疫苗吗? ··· 7

二、优生优育 ·· 7

1. 哪些人应该进行优生优育遗传咨询? ··································· 7
2. 取消强制婚检后,是否有必要做婚检? ································· 8
3. 为什么禁止近亲结婚? ·· 9
4. 怀孕前准备工作要注意哪些方面? ······································· 9
5. 高龄再生育夫妇需要特别注意哪些事项? ···························· 9
6. 哪些人群可以享受国家免费孕前优生健康检查? ················· 10
7. 我国免费孕前优生健康检查包括哪些内容? ······················· 10
8. 什么是出生缺陷? ·· 11
9. 造成出生缺陷的原因是什么? ··· 11
10. 出生缺陷的预防策略有哪些? ······································· 12
11. 哪些人属于出生缺陷高危人群? ···································· 12
12. 什么是唐氏综合征? ·· 12
13. 什么是"唐氏筛查"? ··· 13
14. 什么是开放性神经管缺陷? ·· 13
15. 怎样预防开放性神经管缺陷? ······································· 13
16. 准妈妈补充叶酸有哪些好处? ······································· 13
17. 怎样在孕前和孕期补充叶酸? ······································· 14
18. 怀孕后第几周最容易引起胎儿畸形? ···························· 14
19. 怎样通过 B 超检查预防出生缺陷? ································ 14
20. 超声检查可以发现所有的胎儿畸形吗? ························· 14
21. 哪些孕妇需要做产前诊断? ·· 15
22. 如何预防宝宝的听力损失? ·· 15

三、围产期保健 ·· 15

1. 孕妇营养不良会对胎儿产生哪些可能的影响? ··················· 15
2. 如何注意妊娠期孕妇的膳食营养? ··································· 16
3. 孕期合理膳食的配备原则有哪些? ··································· 16
4. 怀孕后为什么不可以随意用药? ······································ 17

5. 孕期的哪个阶段用药不当最容易造成胎儿畸形？ ………………… 17
6. 哪些药物可能导致胎儿畸形？ ……………………………………… 18
7. 哪些中草药对孕妇有危害？ ………………………………………… 18
8. 孕妇应当怎样正确用药？ …………………………………………… 19
9. 孕妇为什么要定期做产前检查？ …………………………………… 19
10. 产前检查应在什么时候做比较合适？ ……………………………… 20
11. 胎位不正会有哪些危害？ …………………………………………… 20
12. 孕妇发现胎位不正应该怎么办？ …………………………………… 21
13. 怎样选择适宜的分娩方式？ ………………………………………… 21
14. 怎样避免产伤？ ……………………………………………………… 21

四、安全防护 …………………………………………………………… 22
1. 什么是危险源？ ……………………………………………………… 22
2. 什么是粉尘爆炸？哪些粉尘具有爆炸性？ ………………………… 23
3. 粉尘爆炸需要哪些条件？ …………………………………………… 23
4. 怎样预防粉尘爆炸？ ………………………………………………… 24
5. 劳动过程中怎样预防手部受伤？ …………………………………… 24
6. 机械制造工业的职业危害有哪些？ ………………………………… 25
7. 什么是噪声？ ………………………………………………………… 26
8. 噪声对人体有哪些不良影响？ ……………………………………… 26
9. 怎样预防噪声性耳聋？ ……………………………………………… 27
10. 什么情况下容易发生触电事故？ …………………………………… 27
11. 怎样预防触电事故？ ………………………………………………… 28
12. 触电后怎样才能避免盲目施救造成严重后果？ …………………… 30
13. 游泳需要注意哪些安全问题？ ……………………………………… 30
14. 游泳前应当做几种准备活动？ ……………………………………… 31
15. 发现有人溺水该怎么办？ …………………………………………… 31
16. 如何预防游泳时下肢抽筋？ ………………………………………… 32
17. 夏季游泳发生溺水怎样进行自救？ ………………………………… 32
18. 工业生产中眼、面部面临的主要危险有哪些？ …………………… 32

19. 烧伤及烫伤怎样进行急救处理？ ………………………… 33
20. 高层建筑火灾如何自救？ ……………………………… 33
21. 如何设计家中火灾逃生线路？ ………………………… 34
22. 校园火灾如何安全逃生？ ……………………………… 35
23. 商场火灾如何安全逃生？ ……………………………… 36
24. 地铁火灾如何安全逃生？ ……………………………… 36
25. 高空作业要做好哪些防护措施？ ……………………… 37
26. 怎样预防被烟花鞭炮炸伤？ …………………………… 37
27. 烟花"惹火上身"如何自救？ …………………………… 38
28. 如何预防涂料中毒？ …………………………………… 38
29. 对人体危害严重的重金属有哪些？来源于哪里？有哪些危害？ … 38
30. 司机如何防止一氧化碳中毒？ ………………………… 40
31. 中暑后该怎么办？ ……………………………………… 40
32. 大热天喝冰镇饮料可以解暑吗？ ……………………… 41
33. 夏季应当食用冰镇冷饮？ ……………………………… 41
34. 怎样做可以预防中暑的发生？ ………………………… 41
35. 高温作业对人体的影响主要有哪些？ ………………… 43
36. 家庭可以准备哪些防暑药品？ ………………………… 43
37. 哪些地方容易发生踩踏？ ……………………………… 44
38. 如何防踩踏？ …………………………………………… 44
39. 发生踩踏时如何逃生？ ………………………………… 44
40. 电梯发生故障，如何应急？ …………………………… 45
41. 如果遭遇电梯下坠，应当怎样处理？ ………………… 45
42. 暴雨天行人如何安全出行？ …………………………… 45
43. 暴雨天汽车如何安全出行？ …………………………… 46
44. 城市居民遇到大雨或暴雨天气如何防御？ …………… 47
45. 居民使用燃气应当注意哪些？ ………………………… 47
46. 企业如何预防工伤事故的发生？ ……………………… 48
47. 什么是运动损伤？运动损伤的原因有哪些？ ………… 49

48. 一般健身会出现哪些常见的运动损伤？ ………………………… 50
49. 发生急性运动损伤后应当怎样处理？ …………………………… 50
50. 健身前应当怎样做热身来避免运动损伤？ ……………………… 51
51. 健身后应当怎样放松来避免运动损伤？ ………………………… 51
52. 什么是意外伤害？常见的儿童意外伤害有哪些？ ……………… 52
53. 怎样预防儿童气管异物窒息？ …………………………………… 52
54. 儿童发生气道吸入异物应当怎样处理？ ………………………… 52
55. 老年人应怎样预防意外伤害？ …………………………………… 53
56. 老年人跌倒的常见原因有哪些？ ………………………………… 54
57. 如何预防老年人跌倒？ …………………………………………… 54

五、健康生活方式 …………………………………………………… 55

1. 吸烟有哪些危害？ ………………………………………………… 55
2. 每天吸多少烟不会对身体有影响？ ……………………………… 56
3. 吸烟不吸到肺里是不是就不影响身体健康？ …………………… 56
4. 二手烟会对人体健康造成哪些严重危害？ ……………………… 57
5. 什么是酗酒？ ……………………………………………………… 57
6. 酗酒有哪些危害？ ………………………………………………… 57
7. 如何计算自己的喝酒量是否合适？ ……………………………… 59
8. 儿童肥胖有哪些危害？ …………………………………………… 59
9. 孕妇怎样预防儿童肥胖？ ………………………………………… 60
10. 学龄前儿童怎样预防肥胖？ ……………………………………… 60
11. 儿童青少年怎样预防肥胖？ ……………………………………… 60
12. 成年人肥胖的标准是什么？ ……………………………………… 61
13. 肥胖症发生的主要原因有哪些？ ………………………………… 61
14. 超重或肥胖的成年人应当怎样合理膳食？如何准备减重膳食？ … 62
15. 超重或肥胖者应当怎样进行体育锻炼？ ………………………… 63
16. 减肥运动过程中需要注意哪些问题？ …………………………… 63
17. 什么是膳食结构？ ………………………………………………… 64
18. 中国居民的膳食结构应当遵循哪些原则？ ……………………… 64

19. 中国居民平衡膳食宝塔是什么? ……………………… 65
20. 哪些不良饮食习惯会对健康产生影响? …………… 65
21. 长期熬夜对健康有哪些影响? ……………………… 67
22. 什么是心脑血管疾病? ……………………………… 68
23. 心脑血管疾病的病因有哪些? ……………………… 68
24. 怎样预防心脑血管疾病? …………………………… 69
25. 如何预防高血压? …………………………………… 70
26. 怎样预防糖尿病? …………………………………… 71
27. 中老年人如何预防肿瘤? …………………………… 71
28. 中老年人如何预防呼吸系统疾病? ………………… 72
29. 中老年人哪些部位容易发生骨折? ………………… 73
30. 中老年人如何预防骨折? …………………………… 73
31. 男性怎样预防前列腺肥大? ………………………… 74
32. 怎样预防白内障? …………………………………… 74
33. 什么是阿尔茨海默病? 怎样预防? ………………… 75
34. 吸烟会影响人体消化系统吗? ……………………… 75
35. 怎样预防消化系统疾病? …………………………… 76
36. 怎样预防颈椎病? …………………………………… 77
37. 预防颈椎病应当注意哪些姿势的纠正? …………… 77
38. 预防颈椎病应当用什么样的枕头? ………………… 78
39. 骨质疏松症有哪些症状和危害? …………………… 78
40. 怎样预防骨质疏松? ………………………………… 79
41. 骨质疏松症患者应当怎样适当运动? ……………… 79
42. 脊柱侧凸有哪些危害? ……………………………… 80
43. 特发性脊柱侧凸的病因有哪些? …………………… 80
44. 怎样预防特发性脊柱侧凸? ………………………… 80
45. 怎样预防屈光不正致残? …………………………… 81

六、精神卫生 …………………………………………… 82

1. 什么是精神压力? 精神压力有哪些症状? ………… 82

2. 有哪些方法可以减轻精神压力？ ……………………………… 82
3. 精神障碍是什么？和精神病有什么区别？ …………………… 83
4. 如何尽早发现精神病？ ………………………………………… 83
5. 哪些原因易导致精神分裂症或抑郁症？ ……………………… 84
6. 有幻听就是精神分裂症吗？ …………………………………… 84
7. 患抑郁症的人都会自杀吗？ …………………………………… 84
8. 躯体疾病也会导致精神异常吗？ ……………………………… 85
9. 什么是抑郁症？抑郁症有哪些表现？ ………………………… 85
10. 出现哪些情况要小心抑郁症？ ………………………………… 86
11. 如何区分老年期抑郁症和老年性痴呆？ ……………………… 87
12. 预防记忆减退的方法有哪些？ ………………………………… 87
13. 如何区别正常的情绪低落和抑郁症？ ………………………… 89
14. 面对抑郁症患者，家人应注意什么？ ………………………… 89
15. 怎样判断自己是否患了强迫症？ ……………………………… 90
16. 幼儿有焦虑吗？是什么样的表现？ …………………………… 91
17. 怎样预防焦虑症？ ……………………………………………… 91
18. 怎样预防从众心理、过激行为？ ……………………………… 92
19. 怎样预防儿童青少年精神疾病？ ……………………………… 93
20. 孤独症是精神残疾吗？ ………………………………………… 93
21. 家里有患孤独症的孩子，父母怎么办？ ……………………… 93
22. 如何尽早发现孩子患孤独症？ ………………………………… 94
23. 孤独症是由于孩子太孤独造成的吗？还是由于家长性格内向？ … 94
24. 孤独症的治疗有特效药吗？心理治疗有效吗？ ……………… 94

七、预防交通事故致残 …………………………………………… 94

1. 什么是道路交通事故？ ………………………………………… 94
2. 怎样识别交通标志？ …………………………………………… 95
3. 交通事故的原因有哪些？ ……………………………………… 95
4. 怎样预防老年人交通事故致残？ ……………………………… 96
5. 怎样预防少年儿童交通事故致残？ …………………………… 96

6. 怎样预防青壮年交通事故致残? ……………………………96
7. 怎样预防残疾人交通事故? ………………………………97
8. 怎样预防精神病患者交通致残? …………………………97
9. 在山路上行驶怎样预防交通事故? ………………………97
10. 在城市中行车怎样预防交通事故? ………………………97
11. 在乡村和小城镇行车怎样预防交通事故? ………………98
12. 雨天怎样预防交通事故? …………………………………98
13. 在冰雪路面上行车怎样预防交通事故? …………………98
14. 浓雾天气怎样预防交通事故? ……………………………98
15. 遇到风沙天气怎样预防交通事故? ………………………99
16. 穿越隧道或涵洞时如何预防交通事故? …………………99
17. 怎样观察来车? ……………………………………………99
18. 机动车会车应遵守哪些规定? ……………………………100
19. 机动车超车时应遵守哪些规定? 怎样避免与被超车相撞? ………100
20. 机动车掉头和倒车有哪些规定? …………………………101
21. 摩托车在行驶中有哪些规定? ……………………………101
22. 怎样预防电动车交通事故? ………………………………101
23. 自行车交通的特点有哪些? ………………………………102
24. 哪些因素影响自行车事故的发生? ………………………102
25. 防止自行车事故发生有哪些措施? ………………………103
26. 什么是行人交通事故? ……………………………………104
27. 有哪些因素易引起行人交通事故? ………………………104
28. 在哪些地点易发生行人交通事故? ………………………104
29. 在哪些时间易发生行人交通事故? ………………………104
30. 如何预防行人交通事故? …………………………………104
31. 保护行人安全有哪些措施? ………………………………105
32. 什么是感知错误? …………………………………………105
33. 什么是判断不准确? ………………………………………106
34. 什么是反应不恰当? ………………………………………106

35. 驾驶员的性格与交通事故有什么关系？……………………106
36. 驾驶员行车中有哪些不安全心理状态？…………………107
37. 情感与行车事故有什么关系？……………………………107
38. 激情对安全行车有什么影响？……………………………107
39. 应激对安全行车有什么影响？……………………………108
40. 心境对安全行车有什么影响？……………………………108
41. 驾驶员怎样集中注意？……………………………………108
42. 驾驶员怎样转移注意？……………………………………109
43. 行车中怎样预防与自行车有关的交通事故？……………109
44. 在交叉路口等视野盲区怎样预防交通事故？……………109
45. 怎样预防车辆失火或爆炸时致残？………………………110
46. 车辆坠河、坠崖或掉进水里如何防护？…………………110
47. 照明与交通事故有什么关系？……………………………111
48. 噪声和振动与交通事故有什么关系？……………………111
49. 温度和湿度与交通事故有什么关系？……………………111
50. 为什么快车容易导致交通事故？…………………………111
51. 开快车的原因有哪些？……………………………………112
52. 怎样预防夜间行车交通事故？……………………………113
53. 夜间行车怎样判断路面情况？……………………………113
54. 为什么酒后开车易出事故？………………………………114
55. 怎样预防酒后交通事故？…………………………………114
56. 吸烟与交通事故有什么关系？……………………………114
57. 怎样预防吸烟引起的交通事故？…………………………114
58. 什么是驾驶疲劳？…………………………………………114
59. 怎样预防驾驶疲劳造成的交通事故？……………………115
60. 正确的驾驶姿势是什么？…………………………………115
61. 交通信号有哪几类？………………………………………115
62. 指挥灯信号有哪几种？……………………………………115
63. 5种指挥灯信号各起什么作用？…………………………116

64. 车道灯信号有哪几种？各起什么作用？ …………………… 116
65. 人行横道灯信号有哪几种？各起什么作用？ ……………… 116
66. 机动车载人必须遵守哪些规定？ …………………………… 116
67. 哪些车辆在执行任务时不受速度、路线、行驶方向和指挥灯信号的限制？ …………………………………………… 117
68. 哪些车辆不受行驶路线、行驶方向的限制？ ……………… 117
69. 机动车驾驶员必须遵守哪些规定？ ………………………… 117
70. 遇有灯光信号、交通标志或交通标线与交通警察的指挥不一致时，应服从哪种指挥？ ………………………………… 117
71. 驾驶残疾人专用的机动车必须遵守哪些规定？ …………… 118
72. 各种车辆载物必须遵守哪些规定？ ………………………… 118
73. 在划分机动车道和非机动车道以及未划分机动车和非机动车道的道路上车辆如何行驶？ …………………………… 118
74. 各种车辆规定的最高时速是多少？ ………………………… 118
75. 车辆行经人行横道、胡同或门口时应遵守哪些规定？ …… 119
76. 机动车通过环形路口，有交通信号或标志控制的交叉路口时，应遵守哪些规定？ …………………………………… 119
77. 车辆通过无交通信号或标志控制的路口时，应遵守哪些规定？ …… 120
78. 乘车人必须遵守哪些规定？ ………………………………… 120
79. 怎样根据路面标线的形式和颜色来判别其含意？ ………… 120
80. 乘坐公共汽车哪些危险动作不能做？ ……………………… 120

八、减灾防病 …………………………………………………… 122

1. 灾害期间有哪些常见病？ …………………………………… 122
2. 自然灾害发生后怎样预防肠道传染病？ …………………… 122
3. 环境污染对生物的影响有哪些？ …………………………… 123
4. 空气污染对人体健康有哪些影响？ ………………………… 123
5. 水污染对人体健康有哪些影响？ …………………………… 124
6. 噪声污染对人体健康有哪些影响？ ………………………… 125
7. 地震对人体健康有哪些影响？ ……………………………… 125

8. 发生地震时应当怎样应对? ……………………………………126
9. 台风高发季节,应当怎样做好防范工作? ……………………127
10. 台风来袭时,应当注意哪些情况? ……………………………127
11. 台风常常带来洪水和停电,怎样在这个时期保证食品安全? ……128
12. 怎样预防地方性甲状腺肿? ……………………………………129
13. 怎样预防地方性克汀病? ………………………………………129
14. 霾天气对健康有哪些影响? ……………………………………130
15. 雾霾期间可以做哪些防范措施? ………………………………130
16. 口罩的配戴时间与适用人群? …………………………………130

第三章 二级预防 患病不致残

一、定期体检 …………………………………………………………131
1. 常规体检可以检出哪些疾病? …………………………………131
2. 哪些人群要做糖尿病筛查?怎样做糖尿病筛查? ……………131
3. 孕妇为什么要做糖尿病筛查?什么时候做最合适? …………132
4. 心脑血管疾病的早期筛查需做哪些项目? ……………………132
5. 高血压患者定期体检应当检查哪些项目? ……………………133
6. 糖尿病患者定期体检应当检查哪些项目? ……………………134

二、控制危险因素和改变不良生活方式 …………………………135
1. 什么是心脑血管疾病的四大危险因素? ………………………135
2. 什么是代谢性疾病? ……………………………………………136
3. 糖尿病有哪些危险因素需要注意? ……………………………136
4. 糖尿病患者不宜食用哪些食物? ………………………………137
5. 糖尿病患者适宜吃哪些食物? …………………………………137
6. 糖尿病患者的饮食控制原则有哪些? …………………………137
7. 什么是痛风?哪些人群易患痛风? ……………………………138
8. 痛风患者平时应注意哪些问题? ………………………………139
9. 什么是维生素 A 缺乏? …………………………………………139
10. 妊娠期如何补充维生素 A? ……………………………………140

11. 什么是维生素 D 缺乏病? ···140
12. 如何预防维生素 D 缺乏病? ···140
13. 什么是坏血病? ···141
14. 生活中应当怎样补充维生素 C 来预防坏血病? ······················141
15. 什么是骨质疏松? 哪些人群易患骨质疏松? ·························141
16. 中老年人如何预防骨质疏松? ··142
17. 糖尿病酮症酸中毒的常见诱因有哪些? ·····························143
18. 糖尿病患者应当怎样预防酮症酸中毒? ·····························143
19. 哪些不良的生活方式会影响高血压患者的病情控制? ···············143
20. 哪些不良的生活方式会影响糖尿病患者的病情控制? ···············145
21. 糖尿病患者如何预防高渗综合征? ···································145
22. 什么是传导性耳聋? 如何预防? ······································146
23. 什么是感音神经性耳聋? 如何预防? ································146
24. 新生儿耳聋的高危因素有哪些? ······································147
25. 如何预防婴幼儿期的耳聋? ···147
26. 耳毒性药物有哪些? ··148
27. 药物中毒性耳聋都有哪些症状, 怎么预防? ························148
28. 如何预防老年性耳聋? ··149

三、早期筛查 ···149

1. 怎样进行新生儿疾病筛查? ··149
2. 什么是苯丙酮尿症? 怎样治疗? ······································149
3. 新生儿确诊为苯丙酮尿症应当怎样喂养? ····························150
4. 什么是先天性甲状腺功能低下? 怎样治疗? ·························150
5. 儿童生长发育检测有哪些意义? ·······································151
6. 儿童在哪些时间段应当接受健康检查? ·······························151
7. 不同阶段儿童的视觉、听觉和语言发育状况如何? ···················151
8. 不同阶段儿童的运动发育状况如何? ··································152
9. 不同阶段儿童的个人—社会性发展状况如何? ·······················153
10. 不同阶段儿童的认知发展状况如何? ·································154

- 11. 预防儿童残疾，在定期体检中应当侧重哪些方面？ ……155
- 12. 哪些孩子存在脑瘫威胁？ ……155
- 13. 婴儿具有哪些早期症状需要立即送至专业康复机构进一步评估是否脑瘫？ ……155
- 14. 在家庭中如何早期发现儿童残疾？ ……156
- 15. 怎样预防早产儿视网膜病变致盲？ ……156
- 16. 儿童视力残疾发生的原因有哪些？ ……156
- 17. 低视力和弱视有什么区别？ ……156
- 18. 怎样预防弱视致残？ ……157
- 19. 为什么要筛查青光眼？ ……157
- 20. 什么是老年性黄斑变性？怎样减少老年性黄斑变性的危险？ ……157
- 21. 什么是新生儿听力筛查？ ……158
- 22. 为什么要对刚出生的宝宝进行听力筛查？ ……158
- 23. 家长怎样配合新生儿听力筛查？ ……158
- 24. 如果宝宝有听力损失该怎么办？ ……158
- 25. 听力损失的早期干预效果如何？ ……158
- 26. 婴幼儿智力残疾有哪些早期线索？ ……159

四、早期处理和早期康复治疗 ……159

- 1. 外伤后正确搬运患者有哪些重要意义？ ……159
- 2. 发生车祸后搬运处理伤员应当注意哪些问题？ ……160
- 3. 高处坠落的伤员急救应当注意哪些问题？ ……160
- 4. 脑梗死和脑溢血有何区别？ ……161
- 5. 出现哪些情况是脑梗死的前期征兆？ ……161
- 6. 发生脑梗死后，家庭应急处理方法有哪些？ ……161
- 7. 发生脑出血后，家庭应急处理方法有哪些？ ……162
- 8. 哪些早期医疗干预可以预防残疾？ ……163
- 9. 对青少年特发性脊柱侧凸进行早期医疗干预有哪些益处？ ……163
- 10. 早期轻型脊柱侧凸有哪些症状或体征？ ……163
- 11. 脊柱侧凸的表现什么情况下会被忽略？ ……164

12. 如果发现孩子有脊柱侧凸的趋势，下一步应该怎么办？……164
13. 特发性脊柱侧凸早期康复治疗方法有哪些？……164
14. 孩子患有脊柱侧凸后应当注意什么？……164
15. 急性脑血管意外患者在早期卧床阶段应当如何放置肢体？……165
16. 偏瘫患者早期应如何进行家庭护理？……167
17. 偏瘫患者如何翻身？……168
18. 脑卒中的早期康复治疗的意义有哪些？……168
19. 对脑卒中患者进行早期心理干预有何重要意义？……169
20. 偏瘫患者家庭护理要注意预防哪些情况发生？……169
21. 瘫痪患者如何预防压疮？……170
22. 瘫痪患者如何预防肺部感染？……171
23. 瘫痪患者如何预防尿路感染？……171

第四章 三级预防 残疾后不造成或减轻障碍

1. 脑瘫儿童的早期康复干预有哪些原则？……173
2. 脑瘫儿童早期康复干预主要包括哪些内容？……174
3. 脑瘫儿童的运动康复干预原则有哪些？……174
4. 智力残疾儿童需要哪些早期康复治疗？……174
5. 儿童低视力的早期干预方法有哪些？……175
6. 盲童需要进行哪些康复训练？……175
7. 听力障碍儿童的康复训练包括哪些内容？……176
8. 听力障碍儿童需要进行哪些家庭康复训练？……176
9. 孤独症儿童的早期干预方法有哪些？……177
10. 不同阶段的偏瘫患者需要进行哪些康复治疗？……178
11. 偏瘫患者康复治疗包括哪些内容？……178
12. 脑卒中的康复治疗过程中应注意哪些问题？……179
13. 骨折后除复位、固定等常见治疗方法外，为什么还要进行康复治疗？……180
14. 骨折后怎样进行康复训练？……180

15. 什么是骨关节病? ……………………………………………181
16. 中老年人常见哪些骨关节病的症状? ……………………181
17. 骨关节病的康复治疗有哪些方法? ………………………182
18. 骨质疏松症患者的康复治疗方法有哪些? ………………183
19. 残疾人辅助器具有哪些功能和作用? ……………………184
20. 助视器有哪几种? 怎样选择配戴? ………………………184
21. 怎样选择和使用助听器? …………………………………185
22. 如何给脑瘫孩子选择矫形器? ……………………………186
23. 哪些脊柱侧凸的患者需要配戴矫形器? …………………187
24. 什么是医学康复? …………………………………………188
25. 什么是职业康复? …………………………………………188
26. 什么是教育康复? …………………………………………188
27. 什么是社会康复? …………………………………………189
28. 适龄智力残疾儿童能上学吗? ……………………………189
29. 智力残疾儿童可以到哪里接受义务教育? ………………189
30. 适合智力残疾学生选择的职业有哪些? …………………189

第一章 残疾预防概述

1. 什么是残疾预防?

残疾预防是针对常见的致残原因,如遗传、发育、外伤、疾病、环境、行为等危险因素,采取有效措施和方法,预防或减少致残性疾病和伤害的发生,限制或逆转由伤病引起的残疾,并在残疾发生后防止残疾转变成为残障。

2. 为什么说残疾的发生和发展是可防可控的?

人类虽然不可避免地要发生残疾,但可以防止和控制残疾的发生和发展。世界卫生组织指出,利用现有的技术就可以使至少 50% 的残疾得到控制或使其延迟发生。

我国实行计划免疫后,有致残作用的 4 种传染性疾病(脊髓灰质炎、麻疹、白喉、百日咳)的发生率大幅度降低,减少了这些疾病所导致的残疾在儿童中的发生率;我国也在不断减少营养不良、微量元素缺乏、维生素 A 缺乏、碘缺乏导致的残疾;提倡优生优育,可以减少先天残疾的发生;脑卒中患者通过早期康复,90% 能够达到生活自理,避免或减轻残疾;脑瘫儿童如能早期干预,半数患儿可显著改善功能;开展康复医疗,加强残疾的二级和三级预防工作,也能使大量残疾人得到不同程度的康复,减轻残疾造成的功能障碍。所以,残疾的发生和发展是可控可防的,实践也证明了这一点。

3. 什么是三级残疾预防?

目前,国际上对残疾普遍采取了三级预防措施。

一级预防是有效预防疾病和致残性伤害的发生。需要通过免疫接种、咨询及指导、预防性保健、选择健康生活方式、重视合理行为及精神卫生、安全防护等措施得以实现。就是让人们不得病，不受到伤害。

二级预防是防止疾病和伤害导致残疾。需要通过早期筛查、定期检查、控制危险因素、改变不良生活方式、早期医疗干预、早期康复治疗等措施得以实现。就是一旦患病，也不要导致残疾。

三级预防是防止残疾发生后出现更严重的残障。需要通过康复训练、辅助器具适配、康复咨询、支持性医疗及适当的护理等措施得以实现。即使出现了残疾，也要想方设法不要造成障碍或减轻障碍。

4．我国残疾发生的新特点是什么？

2006年我国进行的第二次全国残疾人抽样调查与1987年进行的第一次全国残疾人抽样调查相比，在残疾发生的特点方面有了一些变化。

一是残疾类别构成有所变化。肢体残疾和精神残疾的比重有了较大幅度的上升，而听力言语残疾和智力残疾的比重则有了大幅度的下降。

二是致残原因以后天获得性残疾为主，非传染性疾病致残占很大比重。在各类残疾中先天性残疾所占比例不到1/10，获得性残疾则占3/4。而在后者中非传染性疾病致残所占比重最大，且随年龄增长这一趋势更加明显。

三是不论是残疾分布还是致残原因都存在着较大的地区差异、城乡差异和性别差异。

四是不同年龄人口面临着不同的致残风险，需要有针对性地重点防范。

5．为什么残疾预防要抓"早"？

在残疾预防中，如果注意抓"早"就可以有效地避免残疾的发生和发展。所谓抓"早"有以下3方面的含义。

一是强调做好一级预防。根据世界卫生组织统计，发展中国家引起残疾的主要原因是营养不良、传染病、围产期保健差以及各种事故，这些原因造成的残疾占全部残疾病例的70%左右，可见抓好一级预防是多么重要。

二是早期发现。对于已发生的可能致残的伤病，要尽早发现、尽早诊断、积极治疗和训练，尽量避免发生残疾。

三是早期干预。残疾一旦发生要早期进行康复治疗，调动残存的功能，尽可能不要造成障碍或尽可能减轻障碍程度，逐步提高患者生活、学习、工作及参与家庭和社会活动的能力。

6. 我们身边主要的致残原因有哪些?

我们身边常见的致残原因有三大类：一是遗传和发育因素；二是环境和行为因素；三是伤害与疾病因素。这三类因素交叉作用，造成残疾。

残疾分为先天性残疾和后天性残疾。导致先天性残疾的常见原因有：近亲婚育，遗传因素，子宫内发育缺陷，父母有吸毒、吸烟、嗜酒等不良行为，妊娠期患某些疾病、服用不当药物，生产中胎儿缺氧、损伤等。后天性残疾也称获得性残疾，导致后天性残疾的因素主要有：传染性疾病和非传染性疾病，如乙型脑炎、麻疹、糖尿病、高血压、精神疾病等；意外伤害可以导致残疾，如交通事故、工伤、辐射和其他伤害。

7. 我国采取了哪些残疾预防的措施?

（1）制定了法律法规。在法律法规中明确了要开展残疾预防工作。《中华人民共和国残疾人保障法》规定："国家有计划地开展残疾预防工作，加强对残疾预防工作的领导，宣传、普及优生优育和预防残疾的知识，针对遗传、疾病、药物中毒、事故、灾害、环境污染和其他致残因素，制定法律、法规，组织和动员社会力量，采取措施，预防残疾的发生和发展。"《中华人民共和国婚姻法》、《中华人民共和国母婴保健法》、《中华人民共和国传染病防治法》、《中华人民共和国环境保护法》、《中华人民共和国禁毒法》、《中华人民共和国道路交通安全法》中都有预防残疾的相关内容。

（2）部门配合加强宣教。卫生行政部门、交通部门、环境部门等不断完善残疾预防的规章制度，开展宣传教育活动，组织全社会参与防残，使公民充分认识到：预防残疾人人有责，个人、家庭、社会都要常抓不懈，并且为此贡献力量。

（3）抓住重点采取有效措施。由于大力开展计划生育、儿童计划免疫、传染病控制、初级卫生保健，尤其是妇幼卫生以及营养、安全饮用水和改善环境卫生等，我国人口死亡率急剧下降，平均预期寿命已达到较高的水平；由于成功地施行扩大儿童计划免疫，一些致残性传染病已经得到控制或消灭，基本消灭小儿麻痹症，有致残作用的传染病也显著减少，从而大幅度地降低了相应残疾的发生率。

8. 我国针对残疾预防工作出台了哪些政策？

2013年，江苏省无锡市、河南省驻马店市和陕西省宝鸡市被确定为国家残疾预防试点城市。2014年4月，中国残联与中宣部、国家卫计委、人保部等12个部委共同制定了《国家残疾预防行动计划》，并列为落实政府工作报告的重点工作。2015年7月，国务院法制办公布了由法制办会同中国残联、国家卫计委共同起草编审的《残疾预防和残疾人康复条例（草案）（征求意见稿）》。

无锡市作为国家残疾预防综合体系试点城市，市政府办公室、市残疾人工作委员会分别出台了《无锡市推进残疾预防工作实施方案》和《无锡市残联国家残疾预防试点工作实施办法》，明确了残疾预防工作的六大防控体系，即宣传教育体系、出生缺陷干预体系、疾病防治和用药安全体系、意外伤害防控体系、环境污染致残防御体系和康复服务体系；明确了政府各部门在残疾预防工作中的具体工作和要求；确立了新生儿疾病筛查、脑瘫和自闭症儿童躯体及精神康复、孕前优生健康检查、残疾人康复训练等残疾预防特色项目，并试点发展脑卒中和儿童青少年脊柱侧凸的筛查和防治。

第二章 一级预防

不得病，不受伤，不残疾

一、免疫接种

1. 0～6岁儿童能够享受哪些免费接种的疫苗？

国家免疫规划中的一类疫苗是由国家免费提供给0～6岁儿童的，通常包括：乙肝疫苗、卡介苗、口服脊髓灰质炎减毒疫苗（简称脊灰疫苗）、百白破疫苗、白破疫苗、麻疹疫苗（或麻风二联疫苗）、麻腮风三联疫苗、乙脑减毒活疫苗、A群脑膜炎球菌多糖疫苗（以下称A群流脑疫苗）、A+C群流脑多糖疫苗、甲肝减毒活疫苗。可以预防乙肝、麻疹、脊髓灰质炎、脑膜炎等13种相应传染病。

2. 0～6岁儿童计划免疫的接种时间是如何安排的？

（1）出生时，接种卡介苗和第一针乙肝疫苗。

（2）1个月，接种第二针乙肝疫苗。

（3）2个月，接种（服）第一次脊髓灰质炎疫苗。

（4）3个月，接种第二次脊髓灰质炎疫苗和第一次百白破疫苗。

（5）4个月，接种第三次脊髓灰质炎疫苗和第二次百白破疫苗。

（6）5个月，接种第三次百白破。

（7）6个月，接种第三针乙肝疫苗和A群流脑疫苗。

（8）8个月，接种麻风二联疫苗（或麻疹疫苗）和乙脑减毒活疫苗。

（9）1岁6个月～2岁，接种麻腮风疫苗和甲肝疫苗，百白破加强接种。

（10）2岁，乙脑减毒活疫苗加强接种。

（11）3岁，A+C流脑疫苗接种。

（12）4岁，复种脊髓灰质炎疫苗。

（13）6岁，加强接种A+C流脑疫苗，接种白破疫苗。

3．儿童接种疫苗有哪些禁忌？

有以下情况的儿童应禁忌或暂缓接种疫苗：

（1）患有皮炎、银屑病、化脓性皮肤病的小儿不宜接种，待皮肤痊愈后方可进行接种。

（2）有过敏史或过敏体质的儿童，如哮喘、荨麻疹、严重湿疹等，不宜接种（除外脊髓灰质炎疫苗）；凡发现对鸡蛋过敏的儿童不宜接种疫苗。

（3）体温超过37.5℃，有腋下或颈部淋巴结肿大的小儿不宜接种，应查明病因治愈后再接种。

（4）患有严重心、肝、肾疾病和活动型结核病的小儿不宜接种。

（5）患有中枢神经系统疾病的儿童，如大脑功能发育不全、癫痫、脑瘫、缺血缺氧性脑病、高热惊厥、抽风病史、脑炎后遗症等，不宜接种（除外卡介苗和乙肝疫苗）。

（6）严重营养不良、严重佝偻病、先天性免疫缺陷的小儿不宜接种。

（7）如果小儿每天大便次数超过4次，须待恢复后2周，才可服用脊灰疫苗；最近注射过多价免疫球蛋白的小儿，6周内不应该接种麻疹疫苗。

（8）感冒、轻度低热等一般性疾病视情况可暂缓接种，空腹或饥饿时不宜预防接种。

4．疫苗是100%防病的吗？

通过预防接种所获得的抵抗力是相对的，而不是绝对的。也就是说，绝大部分人接种了某种疫苗后，可以不再患该种传染病，而少数人还可能患该种传染病。原因可能包括以下几点：

（1）在接种疫苗时，宝宝已接触过该种传染病的患者，正处于这种传染病的潜伏期内，接种疫苗后还未产生免疫力时，这种传染病的症状就出现了。

（2）接种疫苗时间过早。宝宝体内大多不能产生有效的免疫力，或者与宝宝体内由母亲转给的尚未完全消失的麻疹抗体中和，使疫苗无效。

（3）疫苗保存方法不正确。

（4）未按时做加强接种。

（5）疫苗使用不恰当。

（6）任何一种疫苗接种以后，都不会使接种的人群100%地产生免疫力，极个别的人接种后如不产生免疫力则仍会患此病。

5．为何卡介苗要在出生时接种？

卡介苗接种后能使机体对结核杆菌产生特异性免疫，可阻止结核杆菌在人体内的繁殖和播散，因此它对预防结核性脑膜炎和粟粒性肺结核有较好的作用。

世界卫生组织建议，在结核病高、中等流行地区，新生儿应尽早接种卡介苗。我国免疫程序是新生儿出生时接种1剂卡介苗。越早接种越有利于保护孩子免受结核杆菌的感染。

6．新生儿为什么要在出生后24h内及时接种乙肝疫苗？

我国大多数乙肝病毒表面抗原携带者来源于母婴垂直传播及儿童早期的感染，因为新生儿对乙肝病毒无免疫力，而且免疫功能尚不健全，一旦感染了乙肝病毒，则成为乙肝病毒表面抗原携带者，<1岁婴儿感染乙肝病毒后，将有90%以上的人会变成慢性乙肝病毒表面抗原携带者。由此可见，新生儿预防乙肝尤为重要。所有的新生儿都应当在出生后24h内接种第1剂乙肝疫苗，并按照0，1，6个月的免疫程序，完成3剂乙肝疫苗的全程接种。

7．孕妇能接种风疹和乙肝疫苗吗？

怀孕后不能接种风疹疫苗。孕妇可以在任何时间接种乙肝疫苗，但为了避免偶合症的发生，建议怀孕后3个月内和分娩前1个月内不要接种，具体事宜可咨询当地疾病预防控制中心或预防接种单位。

二、优生优育

1．哪些人应该进行优生优育遗传咨询？

（1）青年男女结婚后准备要孩子的。

（2）本人或家系成员患有某种遗传病或先天畸形。

（3）生过遗传病患儿或先天畸形患儿的父母。

（4）不明原因反复流产的夫妇。

（5）未婚青年的相恋对方或其家系成员有某种遗传病或先天畸形。

（6）婚后多年不孕不育的夫妻，性器官发育异常的男女和原发性闭经的妇女。

（7）原因不明智力低下者。

（8）多发畸形的患者。

（9）染色体畸变患者的父母和同胞。

（10）35岁以上的高龄孕妇，以及长期接触不良环境因素的婚龄、育龄青年。

（11）孕期接触不良环境因素，病毒感染、服药不当，以及患有慢性疾病的孕妇。

（12）近亲婚配和血型不合的夫妇。

2．取消强制婚检后，是否有必要做婚检？

婚检的医学名词是婚前医学检查。主要是指对准备结婚的男女双方可能患影响结婚和生育的严重遗传性疾病、指定传染病、有关精神疾病进行医学检查。婚前检查的目的是有效地预防和控制严重遗传性疾病、指定传染病和相关精神疾病通过怀孕和生育传给配偶和胎儿，有效地预防和控制新生儿出生缺陷。

婚检是发生遗传病和新生儿缺陷的第一道防火墙，其重要性不言而喻。婚检能使双方清楚自己及配偶的身体状况，通过"暂缓结婚、不宜生育、限制生育"等婚检建议，理性决定婚姻和生育时间，从源头严防疾病的发生。如一些性别选择性遗传疾病，就可以通过医学措施来避免缺陷的发生，而一些传染病也可以通过先期治疗、适当隔离、暂缓生育等措施兼顾家庭的安全与双方的感情。因此，婚检是为了保障自己的健康和幸福而做的，特别是对于自身有高危行为的人，一定要检查是不是有一些隐藏疾病，这样就会不危害对方，不危害下一代了。

3. 为什么禁止近亲结婚？

有些人可能携带某些遗传性疾病的基因，但外观上并不表现出该疾病的症状，我们称之为"隐性遗传病携带者"。而相同血缘的近亲有很大可能是携带同一种疾病的基因，如果携带同种遗传性疾病基因的两个近亲结合，那么他们的后代就会将父母的隐性遗传病外显出来而成为显性，从而表现出疾病的症状和体征，所以患遗传性疾病的机会就增加了；如果与不是相同血缘的其他人结合，携带同一种遗传性疾病基因的机会就很小，那么他们的后代患遗传性疾病的机会就大大地减少了。有统计表明，近亲结婚后他们的下一代儿童死亡率比非近亲结婚的高出3倍，其后代遗传性疾病的发病率比非近亲结婚的高出150倍。

4. 怀孕前准备工作要注意哪些方面？

准备怀孕以前生活要有规律，注意适当休息，充足睡眠，戒烟禁酒，选择适宜的运动，多做户外活动，以利于血液循环和神经内分泌调节，放松紧张与焦虑的心态。

合理膳食和均衡营养是孕前必需的物质基础。为了降低出生缺陷，提高生育质量，保证妊娠成功，夫妻双方都应该做好怀孕前的营养准备。从孕前3个月开始服用叶酸。叶酸是胎儿生长发育不可缺少的营养素，孕妇对叶酸的需求量比正常人高4倍。所以孕前3个月一定要口服补充叶酸，如果孕前没有及时吃叶酸，怀孕后要继续补充，直到怀孕12周为止。

5. 高龄再生育夫妇需要特别注意哪些事项？

一般医学上把年龄≥35岁的孕产妇，称为高龄孕产妇。高龄孕产妇流产、早产，妊娠期出现异常（如妊娠高血压综合征、妊娠糖尿病等）的概率均较年轻者高。从女性的生理规律来说，生育能力最强是在25岁左右，过了30岁以后就开始缓慢下降，35岁以后迅速下降。对于高龄女性再生育，要注意以下几点：

（1）建议进行孕前咨询，接受专门指导，增加有关的知识，对将来可能发生的风险有所了解。

（2）建议到当地计生服务机构做孕前风险评估测试，排查一下可能对生育有负面影响的因素（环境、工作、心理、家庭、生活方式等），采取措施进行避免。

（3）建议怀孕前做一次孕前优生健康检查（免费）。如果发现各种影响生育的疾病，及时治疗，治愈后再在医生指导下怀孕。

（4）如果有慢性疾病史，或有过高危妊娠史，或有可能影响生育的疾病，更应该主动到医疗机构定期检查和积极治疗，病情稳定后，在专家的指导下怀孕，并加强孕期的检查和随访。

（5）一旦受孕，建议重视产前检查和产前诊断，及时产科登记、随访，孕期严格做产前出生缺陷筛查等。如今已发现的染色体病有100余种，染色体病在临床上常可造成流产、先天愚型、先天性多发性畸形等。染色体异常的发生率并不少见，在早期自然流产时，约有五六成是由染色体异常导致。随着女性年龄增长，发生染色体畸形的机会也会增多。所以，建议高龄孕妇怀孕20周后做羊水穿刺进行染色体检查。

6. 哪些人群可以享受国家免费孕前优生健康检查？

享受国家免费孕前优生健康检查的目标人群应同时具备下列条件：

（1）符合生育政策并准备怀孕的夫妇，包括初婚无子女和符合再生育条件经批准生育的。

（2）夫妇至少一方具有本地户籍或夫妇双方非本地户籍但在本地居住半年以上。

符合条件的目标人群，每孩次享受一次国家免费孕前优生健康检查。需要再次接受检查的，可在医生指导下自费接受孕前优生健康检查。

7. 我国免费孕前优生健康检查包括哪些内容？

我国免费孕前优生健康检查主要包括健康教育、体格检查、临床实验室检查、风险评估、咨询指导等服务。其中，医学检查14项，包括实验室检查9项，病毒筛查等4项，影像学检查1项。一般服务内容5项，包括病史询问、体格检查、风险评估、咨询指导、早孕及妊娠结局跟踪随访。对重点人群开展艾滋病病毒检测等服务。

8. 什么是出生缺陷？

出生缺陷是孩子在妈妈肚子里还没有生出来就得的各种病和异常的一个总称。得了出生缺陷的孩子或是身体的某些部分，如鼻子、眼睛、心脏等长得和正常孩子不一样，或是某些器官，如鼻子、眼睛、耳朵等功能和正常的孩子不一样。

全球每年大约有 500 万出生缺陷的婴儿出生，85% 是在发展中国家。我国也是出生缺陷和残疾高发的国家之一，每年约有 80 万～120 万出生缺陷儿出生，占出生人口的 4%～6%，即每 30s 就有一个出生缺陷儿出生。

目前，我国监测到的前 5 位出生缺陷是：先天性心脏病、多指（趾）、唇腭裂、神经管畸形和脑积水。

9. 造成出生缺陷的原因是什么？

（1）遗传因素：包括基因突变，染色体数目和结构异常而造成的疾病，最常见的疾病有先天愚型（21-三体综合征）和 18-三体综合征。

（2）环境因素：包括生物因素、化学因素、物理因素和药物因素等。

生物因素：母亲在孕期受到某些病原体感染，包括病毒、细菌、寄生虫等。这些病原体能通过胎盘绒毛屏障或子宫颈上行感染胎儿，主要有 TORCH 病原群（即弓形体、风疹病毒、巨细胞病毒、单纯疱疹病毒），此外还有水痘—带状疱疹病毒、肝炎病毒和梅毒螺旋体等。

化学因素：农药如敌敌畏、敌百虫、有机氯、有机汞、苯氧酸类除草剂、二溴氯丙烷、敌枯双等，以及铅、镉、汞、锰、铝等重金属和氯乙烯、吕丁乙烯、丙烯腈等高分子化合物等。

物理因素：引起致畸的主要是辐射，如 X 射线和各种其他射线。辐射可引起染色体畸变而导致胎儿发生畸形。

药物因素：大多数抗肿瘤药有毒性，胚胎细胞对抗肿瘤药物比成熟分化的细胞敏感，因此，这类药物大多在较低剂量时就对胚胎产生较大的损害。抗生素类如链霉素、卡那霉素以及大部分抗结核药，激素类和活疫苗等在孕早期即致畸敏感期使用均有致畸危险。

（3）其他：如烟、酒，大量饮酒后胎儿发生畸形的危险很大，其特征为发育迟缓、小头畸形、多发性小样畸形等，吸烟可引起流产、早产、先天性心脏病和新生儿低体重等。

10. 出生缺陷的预防策略有哪些？

减少出生缺陷发生，预防是关键，为此世界卫生组织（WHO）提出了出生缺陷"三级预防"策略：

一级预防：即去除病因，如婚前医学检查、孕前优生健康检查、增补叶酸等。

二级预防：即早发现、早诊断、早防治，如孕期进行产前筛查、产前诊断，发现缺陷，及时处理。

三级预防：即减少痛苦，延长生命，如新生儿疾病筛查（如苯丙酮尿症、先天性甲状腺功能低下、新生儿听力筛查）和儿童系统保健等，通过规范体检及早发现畸形缺陷，适时进行手术治疗，尽可能减轻患者痛苦、家庭和社会负担。

11. 哪些人属于出生缺陷高危人群？

（1）晚育超过35岁，或者以前生育过出生缺陷儿的，染色体有异常者。

（2）有遗传性疾病家族史或近亲婚配史的孕妇。

（3）在妊娠早期接触过猫狗，或有风疹病毒感染的。

（4）孕早期有乱服药史。

（5）孕早期部分微量元素缺乏。

（6）孕前有糖尿病的孕妇。

（7）孕早期接触过放射线或铅、汞等有害物质。

（8）其他有原因不明的流产、死产、畸胎或有新生儿死亡史的孕妇，或本次妊娠有羊水过多、羊水过少、胎儿发育受限等的孕妇。

12. 什么是唐氏综合征？

唐氏综合征又名21-三体综合征，是足月新生儿最常见的染色体疾病，俗称先天愚型，发病率约为1/700～1/900。此病的特征主要表现为严重的智力低下，有独特的面部和身体畸形，如眼距宽、低鼻梁、吐舌、肢体短小等，其中50%患儿伴有先天性心脏病，还常伴有消化道畸形、白血病，男性患者无生育能力、女性患者偶有生育能力但所生子女中的一半可能会得和妈妈一样的病。唐氏综合征患儿生活不能自理，给家庭和社会造成了极大的精神和经济损害。

13. 什么是"唐氏筛查"？

唐氏综合征筛查简称唐氏筛查，是通过简便、经济和较少创伤的检测方法，从孕妇群体中发现某些怀疑胎儿患有唐氏综合征的高危孕妇，以便进一步明确诊断。目前，国际上常用的唐氏综合征筛查方法主要有二联法和三联法，筛查的时间是孕 15～18 周。需要指出的是，筛查应向年龄在 35 岁以下孕妇推荐，并在知情同意的基础上自愿进行。筛查结果显示为高危孕妇，仅代表其可能怀有唐氏综合征的胎儿而不是确诊，应对其进行羊水穿刺，进行确诊实验。对于 35 岁以上的孕妇，原则上已经属于高危人群，应直接进行羊水穿刺，进行细胞遗传学的诊断。

14. 什么是开放性神经管缺陷？

开放性神经管缺陷在出生缺陷中占很大比例，主要有无脑儿、显性脊柱裂等畸形，民间称之为"蛤蟆胎"、"怪胎"。开放性神经管缺陷是神经管发育过程中不能闭合所致，常造成死胎、死产、瘫痪。影响神经管闭合的因素有孕期病毒感染、叶酸摄入不足或代谢异常、营养不良及遗传因素等。

15. 怎样预防开放性神经管缺陷？

首先，要加强孕前检查，最好是在怀孕之前进行巨细胞病毒、风疹病毒、单纯疱疹病毒、乙肝病毒等病原体检测，排除孕前感染。在怀孕 15～20 周时进行母血产前筛查，测定血中甲胎蛋白（AFP），游离 β 绒毛膜促性腺激素，可以报告 21-三体综合征及开放性神经管缺陷发病的可能性。其次，孕妇要少去公共场所，减少感染机会，加强营养，可于孕前 3 个月至早孕 3 个月期间服用小剂量叶酸制剂，预防因缺乏叶酸导致的无脑儿、脊柱裂等开放性和低体重儿的出生。

16. 准妈妈补充叶酸有哪些好处？

叶酸也叫维生素 B_9，是一种水溶性维生素，存在于小到病毒、细菌，大到人类的所有生命系统中，因最初是从菠菜叶中提取得到的，故称为叶酸。叶酸是胎儿发育不可缺少的营养素，备孕妇提前补充叶酸，能起到预防孕妇贫血的作用，还能降低宝宝发生先天性疾病的概率。神经管缺陷是中国常见的新生儿先天畸形。如果女性在受孕前至少 1 个月，并且在孕期的头 3 个月都坚持每天服用推荐剂量的叶酸，就能把宝宝出现神经管缺陷的风险降低 50%～70%。孕前补充叶酸也能减少孕晚期先兆子痫的发生，让宝宝和妈妈都健康。

17. 怎样在孕前和孕期补充叶酸？

育龄女性应从孕前 3 个月开始每日补充叶酸，并至少持续至孕 3 个月。一般孕妇的叶酸每日服用剂量应该是 400μg（即 0.4mg）；高危待孕妇女的叶酸每日服用剂量应该是 4 mg。

18. 怀孕后第几周最容易引起胎儿畸形？

一般在怀孕后第 5～10 周（从末次月经算起）受到外界环境或药物因素影响最容易引起胎儿畸形，因为这个时期是受精卵形成的细胞正在向胎儿分化的时期，特别容易引起畸形，所以这一时期又称为"致畸敏感期"。在末次月经的 3～4 周内，胚胎如受到的影响较轻，一般能正常发育，受到的影响较重，则会引起流产。末次月经的 11～40 周胚胎受不良因素影响常会造成胎儿功能异常，而引起畸形较少。但中枢神经系统及性器官分化发育时间较长，直到妊娠晚期还保持对致畸因子的敏感性，在怀孕晚期受侵害也可以影响胎儿智力发育，所以从优生角度考虑，整个怀孕期都应该对胎儿进行优生保护。

19. 怎样通过 B 超检查预防出生缺陷？

B 超检查对母体及胎儿均无明显损害，方法简便，诊断迅速，是出生缺陷筛查中的重要检查项目。B 超检查可以检出绝大多数的胎儿先天畸形。利用超声，早期可发现胚胎停止发育、葡萄胎、宫外孕等异常，在妊娠 20～24 周可进行产前出生缺陷的筛查。妊娠 20～24 周时做系统性超声检查比较合适。过早，胎儿太小，有些器官发育尚未完善；过晚，相对羊水量减少，胎儿活动度小，胎位及胎儿骨骼声影均给超声检查带来困难。

20. 超声检查可以发现所有的胎儿畸形吗？

不能。由于超声诊断以形态学为基础，胎儿形态改变不大或无改变时超声不能诊断，如眼、耳异常，肢体关节屈度、角度异常和手指、脚趾异常等。因此，即使超声检查未发现异常，仍不能 100% 排除存在问题的可能性。

21．哪些孕妇需要做产前诊断？

产前诊断是指对胎儿严重或致死性先天缺陷和遗传性疾病进行的诊断，包括相应的筛查。根据国家有关规定，孕妇有下列情形之一的应当进行产前诊断：

（1）羊水过多或者过少的。

（2）胎儿发育异常或者胎儿有可疑畸形的。

（3）孕早期时接触过可能导致胎儿先天缺陷物质的。

（4）有遗传病家族史或者曾经分娩过先天性严重缺陷婴儿的。

（5）曾经有 2 次以上不明原因流产、死胎或新生儿死亡的。

（6）年龄超过 35 周岁的。

（7）筛查结果异常的。

22．如何预防宝宝的听力损失？

听力损失的病因较复杂，但至少有一半的听力损失是可以预防的。做好婚前的遗传咨询；孕妇保持良好的个人生活习惯；加强妊娠期和围产期保健，使胎儿避免接触不良因素；积极治疗新生儿疾病等系列工作是预防听力损失的重要环节。

三、围产期保健

1．孕妇营养不良会对胎儿产生哪些可能的影响？

（1）低出生体重：新生儿出生体重小于 2500g。

（2）早产儿及小于胎龄儿：早产儿及小于胎龄儿分别指妊娠期小于 37 周即出生的婴儿和胎儿大小小于妊娠月份即新生儿体重低于平均体重的 2 个标准差。

（3）围产期新生儿死亡率增高。

（4）脑发育受损：胎儿脑细胞数的快速增殖期是从孕 30 周至出生后 1 年，随后脑细胞数量不再增加，而体积增大、重量增加直至 2 岁左右。因此，妊娠期间的营养状况特别是孕后期母亲蛋白质的摄入量是否充足，关系到胎儿脑细胞的增殖数量和大脑发育，并影响到以后的智力发育。

（5）先天畸形。

2．如何注意妊娠期孕妇的膳食营养？

孕妇妊娠期的膳食应当建立在合理营养的基础上，既让供给的能量和营养素满足孕妇的生理需要，还要保持各种营养素之间的平衡，比如产热营养素（蛋白质、脂肪、碳水化合物）之间供热比适宜，各营养素间比例平衡，根据这一基础配制均衡合理的膳食，同时要有科学的饮食制度，包括生活节奏、体育锻炼、环境因素等构建良好的妊娠环境。

3．孕期合理膳食的配备原则有哪些？

（1）平衡是首要原则：遵循中国营养学会颁布的《中国居民膳食指南》——食物多样化，谷类为主；多吃蔬菜，果薯相辅；奶类豆品，经常应用；适量常吃，鱼禽蛋肉；经常运动，进食适度；清淡少盐；如若饮酒，应当限量；饮食卫生，防病益寿——的大原则，并注意对孕妇膳食特别推荐的3条（孕4个月后补充重组的能量；孕后期保持体重的正常增长；孕期增加鱼、肉、蛋、奶、海产品的摄入）。

（2）保证膳食多样化：食物选择多样化是合理营养的保证，提高蛋白质等的利用率，同时改善膳食的感观性状，并能兼顾到饱腹感的需要。

注意：米面不要过分精细；适量摄入动物肝脏（每周200g左右）及动物血；每天保证一定数量的带叶和有色蔬菜水果的摄入；增加奶类及豆制品等钙摄入量；适当摄入坚果类食物，但不可过量；尽量避免油煎炸食物的摄入；注重饮水，但不建议引用咖啡和茶等饮品。

（3）提高顺应性：兼顾个人膳食特点及尊重民俗习惯，配制过程要考虑季节因素。对于不良饮食习惯要加以纠正，比如暴饮暴食、偏食、挑食、饮食不规律等。对于素食者，由于缺少蛋白质丰富的肉类、蛋类和奶制品的摄入，在满足能量需要的同时，要注意食用大量的豆类、全麦和坚果等植物蛋白丰富的食物来满足。通常不提倡孕期女性食用高蛋白补品，同时保证碳水化合物的供给以节约使用蛋白质来产生能量。

（4）强调合理烹调：要注意合理烹调，尽量减少营养素在烹调过程中的损失。

（5）强调少量多餐：妊娠期用餐考虑到人体一天内的生理需要有一定

规律性，规律用餐，把一天所需营养素物质合理分配，强调少量多餐，满足营养需要。

（6）特殊孕妇：青春期妊娠的膳食配制要考虑母体自身发育所需，其需要量要高于一般妊娠供给；具有胰岛素抵抗高危因素（家族史、超重或肥胖、消瘦、有不良孕产史、出生时低体重、孕早期体重过高增长等）的妊娠期妇女应强调早期营养干预，预防或减缓胰岛素抵抗的发生。

4．怀孕后为什么不可以随意用药？

怀孕后，孕妇的身体状况有所改变，体内的酶对某些药物的代谢过程也有一定的影响。而且胎儿正在生长发育阶段，孕期随意用药容易导致药物被胎儿吸收，尤其是在孕早期胎器官形成时，药物对胎儿的影响较大。由于身体变化，导致药物不易解毒和排泄，可有蓄积性中毒，不利于胎儿健康发育，因此，孕妇用药应该非常谨慎，即使感冒也不可随意用药。虽然孕妇用药有一定的风险，并不是完全无益，一些疾病本身对胎儿、母亲的影响远远超过药物的影响，这时，就应权衡利弊，在医生指导下合理用药。

5．孕期的哪个阶段用药不当最容易造成胎儿畸形？

（1）受精后1～2周：药物对胚胎的影响是"全或无"，即要么没有影响，要么有影响导致流产，一般不会导致胎儿畸形。因此在当你在不知道是否怀孕的孕前或早孕时期服用药物，一般不会对胎儿有太大影响，不必过分担心，也不必因此做人工流产。

（2）受精后3～8周（即停经5～10周）：称为致畸敏感期，是胚胎各器官分化形成时期，极易受药物等外界因素影响而导致胎儿畸形此时期不必用药时果断不用，包括一般保健品、滋补药。如必须用药，一定要在医生指导下谨慎安全用药。如有服药史，可在受精16～20周进行产前诊断（包括B超），进一步了解胎儿生长发育情况及排除胎儿畸形。

（3）孕中晚期：这一时期胎儿的器官基本分化完成，并继续生长。药物致畸的可能性大大降低，但是有些药物仍可能影响胎儿的正常发育。

（4）分娩前：孕妇最后1周用药应非常注意，因为胎儿成为新生婴儿时，体内的代谢系统不完善，还不能迅速而有效地处理和消除药物，药物可能在婴儿体内蓄积并产生药物过量的表现。如呋喃唑酮（痢特灵）会抑制新生儿的造血功能，造成黄疸、溶血性贫血等；还有的能使新生儿产生低血糖；有的甚至还会导致胎儿死亡。

6．哪些药物可能导致胎儿畸形？

（1）抗感染药：

①抗生素：绝大多数抗生素都能通过胎盘进入胎儿体内，如链霉素、庆大霉素、卡那霉素等。这些药物会影响胎儿听神经，一般不用，不得不用时慎用。磺胺类、四环素可引起胎儿先天畸形，所以禁用。目前，广泛用于抗感染的第三代喹诺酮类药物——氟哌酸虽抗菌作用强，但经研究发现可影响软骨的发育，因此孕妇不要使用氟哌酸。

②抗病毒药：阿糖腺苷、无环鸟苷（阿昔洛韦）均为有效抗疱疹病毒药品，但因抗病毒机制尚不清楚，所以只有在孕妇患威胁生命的全身弥漫性疱疹的情况下方可使用，一般情况尽量不用此药。而治疗病毒感染的金刚烷胺则禁用。

③抗真菌药：治疗真菌性阴道炎常用药如咪康唑等慎用。

④抗寄生虫药：滴虫性阴道炎是常见的合并症，特效药灭滴灵一般在妊娠早期慎用。治疟疾的奎宁可致畸胎，孕妇禁用。

（2）抗高血压药：噻嗪类利尿降压药，如双氢克尿噻及氯噻嗪，在妊娠早期应慎用或不用。

（3）降糖药：常用的口服降糖药乙磺酰脲类（如 D860）及双胍类（如降糖灵）均可通过胎盘，有致畸可能性，因此孕妇不宜用口服降糖药。

（4）激素类药：如雄激素和雌激素、合成孕激素等均禁用。

虽然，妊娠期用药对孕妇和胎儿不利，但是也不能绝对禁止。如果孕妇患病非用药不可，只要药性得当，剂量适度，也可以保证母子的安全。切记：孕妇服药须遵医嘱，千万不可擅自用药。需要特别指出的是，孕妇不能使用和轻信道听途说的所谓"偏方"，以免轻率用药酿成流产、早产、死胎等严重后果。

7．哪些中草药对孕妇有危害？

（1）禁用的中药：

辛香通窍药：麝香。

破血逐瘀药：水蛭、虻虫、莪术、三棱。

峻下逐水药：巴豆、牵牛、芫花、甘遂、商陆、大戟。

大毒药：水银、轻粉、斑蝥、蟾蜍。

（2）慎用的中药：

活血祛瘀药：桃仁、蒲黄、五灵脂、没药、苏木、皂角刺、牛膝。

行气破滞药：枳实。

攻下利水药：大黄、芒硝、冬葵子、木通。

辛热温里药：附子、肉桂、干姜。

（3）禁用的中成药：

牛黄解毒丸、牛黄清心丸、龙胆泻肝丸、开胸顺气丸、益母草膏、大活络丹、小活络丹、紫血丹、至宝丹、苏合香丸等。

8．孕妇应当怎样正确用药？

怀孕期间生病要坚持在医生的指导下正确用药，不仅能确保孕妇和胎儿的安全，还能减少胎儿感染某些疾病的机会。用药时更要遵循以下原则：

（1）任何药物均在医生、药师的指导下服用。

（2）能少用的药物绝不多用；可用可不用的，则不要用。

（3）必须用药时，则尽可能选用对胎儿无损害或影响小的药物。如因治疗需要而必须较长期应用某种可致畸的药物，则应终止妊娠。

（4）根据治疗效果，尽量缩短用药疗程，及时减量或停药。

（5）服用药物时，注意包装上的"孕妇慎用、忌用、禁用"字样。

（6）孕妇误服致畸或可能致畸的药物后，应找医生根据自己的妊娠时间、用药量及用药时间长短，结合自己的年龄及胎次等问题综合考虑是否要终止妊娠。

9．孕妇为什么要定期做产前检查？

孕妇定期做产前检查的规定，是按照胎儿发育和母体生理变化特点制定的，其目的是为了查看胎儿发育和孕妇健康情况，以便早期发现问题，及早纠正和治疗，使孕妇和胎儿能顺利地度过妊娠期。产前检查能连续观察、了解各个阶段胎儿发育和孕妇身体变化的情况，例如胎儿在子宫内生长发育是否正常，孕妇营养是否良好等；也可及时发现孕妇常见的合并症，如妊娠水肿、妊娠中毒症、贫血等疾病的早期症状，以便及时得到治疗，防止疾病向严重阶段发展。在妊娠期间，胎位也可发生变化，由于胎儿在子宫里浮在羊水中能经常转动，有时正常的头位会转成不正常的臀位，如果及时发现，就能适时纠正。如果不定期做检查或检查过晚，即使发现异常，也会因为延误而难于或无法纠正。因此，定期做产前检查是十分必要的。

10. 产前检查应在什么时候做比较合适？

整个妊娠期的产前检查一般要求是9～13次。初次检查应在停经后3个月以内，以后每隔1～2个月检查一次，在怀孕6～7个月末（24～32周末）每月检查一次，8个月以后（32～36）每两周检查一次，最后1个月每周检查一次；如有异常情况，必须按照医师约定复诊的日期去检查。

11. 胎位不正会有哪些危害？

（1）对母体的危害：

①因为胎位不正要进行矫正，所以必须费更大的力气，又因产程延长，产妇缺乏休息及营养，经常出现母体筋疲力尽的现象。

②分娩时因为会阴的拉伸会更强，易造成更大的裂伤。

③因为子宫颈、阴道及子宫体部的裂伤比正常的厉害，或因子宫收缩无力，造成失血量增多。

④因早期破水、过度失血、组织受伤或阴道、肛门检查次数太多，故易发生感染。

⑤子宫收缩前产妇就觉得肚子很痛，松弛后仍不能停痛。造成失血过多。

（2）对胎儿的危害：

①胎位不正胎儿就不能完全适合骨盆，使胎儿因通过骨盆困难而产生过度的胎头循盆变形。

②产程延长会使胎儿出现缺氧，还可能出现脑受伤、窒息，还会增加子宫内死亡的发生率。

③手术分娩发生率增高，胎儿受伤的危险性增加。

④与正常的胎位相比更易发生脐带脱垂。

（3）对分娩过程的危害：

①胎头骨盆不相称的发生率较高。

②子宫收缩较弱且不规则。
③产程常会延长。
④常有不正常的子宫收缩且导致子宫的破裂,造成长时间出血。
⑤子宫口扩张慢且不完全。
⑥胎儿先露部高。
⑦常有早期破水发生。
⑧增加手术分娩的难度。

12. 孕妇发现胎位不正应该怎么办?

胎位一般在孕 28 周前活动度比较大,孕 32 周以后固定,所以发现胎位不正在 28 周前不必特殊处理,28～32 周发现的要积极纠正胎位,32 周以后发现往往无法纠正了。纠正胎位最常用的方法是膝胸卧位。孕妇排空膀胱,松解腰带,在硬板床上,俯撑,膝盖着床,臀部高举,大腿和床垂直,胸部要尽量接近床面。每天早晚各 1 次,每次做 15min,连续做 1 周,然后去医院复查。注意:高血压,前置胎盘者禁止做这个动作。32 周以后仍然胎位不正的,在预产期前 1～2 周住院待产,由医生根据孕妇的具体情况决定分娩方式。

13. 怎样选择适宜的分娩方式?

分娩方式的选择是一个复杂的医学问题,虽然目前的各种分娩方式都经过科学的验证,也有过诸多的实践,但是每个孕妇的体质及身体状况都有差异,每种分娩方式也都存在着不可预知的风险,因而无论是自然分娩(顺产)还是剖宫产,都不可能固执己见,应该由经验丰富的产科专家诊断决定,以期将风险降到最低。我们都知道决定分娩的因素有产力、产道、胎儿及产妇本人的身体情况及精神心理因素等,所以在选择分娩方式之前,医生会对产妇做详细的全身检查和妇科检查,检查胎位是否正常,测量骨盆大小是否正常,胎儿的情况是否正常等,如果一切正常,孕妇可以采取自然分娩的方式,如果有问题,则建议采取剖宫产。

14. 怎样避免产伤?

新生儿产伤是分娩过程中引起的损伤,多发生在难产和手术操作后,但亦可能发生于自然分娩。尚有少数产伤儿是自身成骨不全等疾病导致。新生儿产伤原因有很多，已确认的常见产伤危险因素包括：先露异常、臀位产、器械助娩、头盆不称、早产、巨大儿（> 4000g）、肩位难产和剖宫产等。

（1）预防胎儿缺氧缺血性产伤的方法：孕晚期需注重产检、时刻关注胎儿的情况，了解胎儿在宫内的动作、形态及羊水量、羊水浑浊度等，发现胎儿异常、宫内缺氧等情况，及时安排住院及生产，在一定程度上可减少缺氧性产伤的概率。医生在帮助产妇顺产或者剖腹产的过程中，需正确使用生产工具、把握力度等，这些都是预防产伤的必要条件。

（2）预防胎儿颅内出血产伤的方法：在生产中，胎儿出现颅内出血一方面是由于宫内缺氧，一方面是由于生产不当。对于宫内缺氧的情况，医生需在产程中密切关注胎儿，一旦出现窒息状况应及时抢救；担心顺产对胎儿挤压造成颅内出血的孕妇可采取剖腹产，减少颅内出血产伤的概率。

（3）预防胎儿骨折性产伤的方法：胎儿颅骨线性骨折可自行痊愈，无须进一步治疗；对于凹陷性骨折，新生儿需在医院接受正规的治疗。对于预防这些骨折线产伤，医生应做到正确使用生产工具，例如胎头吸引器负压不可过高，负压时间不可超过20min等。

预防产伤不仅仅是医生的责任，更是孕妇及家人的责任，孕妇及家人最基本的是要做好关注胎儿的情况，及时发现胎儿的异常，做到及时预防产伤。胎儿产伤有严重者，也有轻微者，产妇需理性对待，接受医生的建议和解决方法，不能盲目采取任何行动。

四、安全防护

1. 什么是危险源？

危险源是可能导致人身伤害和（或）健康损害的根源、状态或行为，或其组合。是指一个系统中具有潜在能量和物质释放危险的、可造成人员伤害、在一定的触发因素作用下可转化为事故的部位、区域、场所、空间、岗位、设备及其位置。它的实质是具有潜在危险的源点或部位，是爆发事故的源头，是能量、危险物质集中的核心，是能量传出来或爆发的地方。

危险源由三个要素构成：潜在危险性、存在条件和触发因素。危险源存在于确定的系统中，不同的系统范围，危险源的区域也不同。例如，从全国范围来说，危险行业（如石油、化工等）具体的一个企业（如炼油厂）就是一个危险源；对一个企业系统来说，可能某个车间、仓库就是危险源；一个车间系统可能某台设备是危险源。因此，分析危险源应按系统的不同层次来进行。一般来说，危险源可能存在事故隐患，也可能不存在事故隐患，对于存在事故隐患的危险源一定要及时加以整改，否则随时都可能导致事故。

实际中，对事故隐患的控制管理总是与一定的危险源联系在一起，因为没有危险的隐患也就谈不上要去控制它；而对危险源的控制，实际就是消除其存在的事故隐患或防止其出现事故隐患。所以，在实际中有时不加区别地使用这两个概念。

2．什么是粉尘爆炸？哪些粉尘具有爆炸性？

粉尘爆炸指粉尘在爆炸极限范围内，遇到热源（明火或温度），火焰瞬间传播于整个混合粉尘空间，化学反应速度极快，同时释放大量的热，形成很高的温度和很大的压力，系统的能量转化为机械功以及光和热的辐射，具有很强的破坏力。

具有爆炸性的粉尘有：金属（如镁粉、铝粉），煤炭，粮食（如小麦、淀粉），饲料（如血粉、鱼粉），农副产品（如棉花、烟草），林产品（如纸粉、木粉），合成材料（如塑料、染料）。某些厂矿生产过程中产生的粉尘，特别是一些有机物加工中产生的粉尘，在某些特定条件下会发生爆炸燃烧事故。

3．粉尘爆炸需要哪些条件？

粉尘爆炸的条件一般有3个：

（1）可燃性粉尘以适当的浓度在空气中悬浮，形成人们常说的粉尘云。

（2）有充足的空气和氧化剂。

（3）有火源或者强烈振动与摩擦。

通常认为，易爆粉尘只要满足条件（1）、（2）就意味着具备了可能发生事故的苗头。

4．怎样预防粉尘爆炸？

（1）减少粉尘在空气中的浓度：采用密闭性能良好的设备，尽量减少粉尘飞散逸出，安装有效的通风除尘设备，加强清扫工作，定期清理集尘设施。

（2）控制室内温度。

（3）改善设备，控制火源：有粉尘爆炸危险的场所都要采用防爆电机、防爆电灯、防爆开关。

（4）控制温度和含氧程度：凡有粉尘沉积的容器，要有降温措施，必要时还可以充入惰性气体，以冲淡氧气的含量。

5．劳动过程中怎样预防手部受伤？

劳动过程中的手部伤害可以归纳为物理性伤害（火和高温、低温、电磁和电离辐射、电击）、化学性伤害（化学品腐蚀）、机械性伤害（冲击、刺伤、挫伤、咬伤、撕裂、切割、擦伤）和生物性伤害（局部感染）。

保护手和手臂的措施有两个方面，一是在设计、制造设备及工具时，要从安全防护角度予以充分考虑，配备较完备的防护措施。二是通过合理制订和改善安全操作规程，完善安全防范设施，可以很好地控制手部伤害事故的发生。例如对设备的危险部件加装防护罩，对热源和辐射设置屏蔽，配备手柄合理的手工工具等。

在实际生产中要配戴合适的手和手臂防护用具，或者涂抹防护霜膏类护肤品等，予以经常性保护。防护用具大致可分为手套、指套、手垫、套袖、护肘等。在劳动中由于生产环境温度高，皮肤的温度也升高，出汗多，这增加了皮肤黏附吸收有毒物质的机会。

部分有毒物质可以经皮肤吸收进入人体。有些毒物虽然不能经皮肤吸收，但能黏附于人的手上，此时，如果不洗手，或不经过消毒就抓水果，抓东西来吃，势必将这些毒物带入消化道进入人体；若皮肤出现破损，毒物可以直接进入血液而引起中毒。因此，防止手部伤害与职业中毒是很重要的。具体做法有：

（1）工作间要防止有毒物质跑、冒、滴、漏。

（2）接触有毒物品时，事先要穿好防护服，戴好防护手套，必要时还要涂防护膏。

（3）接触有毒物品的人员，作业后务必尽快地清洗黏附于皮肤和手上的有毒物质。

（4）手上接触过含铅的有毒物质，在将手洗干净后，放在含有3%的醋酸溶液中浸泡一两分钟，也可以在食醋里浸泡两三分钟。

（5）接触三硝基甲苯即TNT炸药的人员，作业后要用5%的亚硫酸钠洗手，或用10%～15%的亚硫酸钠肥皂洗手，洗完后再用显色剂鉴定一下，如果显色剂滴到皮肤上呈紫色，说明还没有洗干净，需继续洗。

（6）被苯胺沾染的手，可用75%的酒精和温肥皂水清洗。

（7）接触汞的人员作业后要用1∶5000的高锰酸钾溶液清洗。

6. 机械制造工业的职业危害有哪些？

机械制造工业范围很广，包括运输工具、机床、农业机械、纺织机械、动力机械和精密仪器等各种机械的制造，其职业病危害是非常显著的。

（1）生产性粉尘：主要存在于铸造行业，在型砂配制、造型、浇铸、落砂、清砂等过程中，都可产生高浓度的粉尘，特别是用喷砂工艺修整铸件时，粉尘浓度很高，所用的石英砂危害最大，可引起矽肺和铸工尘肺。在机械加工过程中，对金属零件的打磨及抛光过程可产生金属和矿物性粉尘，引起磨工尘肺。电焊时焊药、焊条芯及被焊接的材料，在高温下熔化产生大量的电焊烟尘和有害气体，长期吸入较高浓度的电焊烟尘可引起电焊工尘肺。

（2）高温、热辐射：主要存在于铸造、锻造和热处理工种，铸造车间的熔炉、干燥炉、熔化的金属、热铸件，锻造及热处理车间的加热炉和赤热的金属部件都产生强烈的热辐射，形成高温环境，严重时发生中暑。

（3）有害气体：熔炼炉和加热炉均可产生一氧化碳和二氧化碳，加料口处的浓度往往较高；用酚醛树脂等作粘结剂时产生甲醛和氨；热处理时可产生有机溶剂蒸气；电镀时可产生铬酸雾、镍酸雾、硫酸雾及氰化氢；电焊时可产生一氧化碳和氮氧化物；喷漆时可产生苯、甲苯、二甲苯等，均可引起职业中毒。

（4）噪声、振动和紫外线以及电离辐射：机械制造过程中，使用砂型捣固机、风动工具、各种锻锤、砂轮磨光、铆钉等，均可产生强烈的噪声、振动；电焊、气焊、亚弧焊及等离子焊接产生的紫外线，如防护不当可引起电光性眼炎。在工件的探伤过程中，常常使用 X 线和放射性同位素产生 γ 射线探伤，如不采取正确防护可导致职业性放射性疾病。

（5）重体力劳动和外伤、烫伤：在机械化程度较差的企业，浇铸、落砂、手工锻造时都是较繁重的体力劳动，即使使用气锤或水压机，由于需要变换工件的位置和方向，体力劳动强度很大，同时要在高温下作业，容易引起体温调节和心血管系统的异常。铸造和锻造的外伤及烫伤率较高，多是由铁水、钢水、铁屑、铁渣飞溅所致；机加工车间发生眼、手指外伤较多。另外，金属切削过程中使用的冷却液对工人的皮肤也有一定的影响。

7. 什么是噪声？

人们生活在充满声音的世界中，依靠声音进行语言交流，开展各种娱乐活动。声音由物体振动引起，以波的形式在一定的介质（如固体、液体、气体）中进行传播。我们通常听到的声音为空气声。一般情况下，人耳可听到的声波频率为 20 ~ 20,000Hz，称为可听声；低于 20Hz，称为次声波；高于 20,000Hz，称为超声波。我们所听到声音的音调高低取决于声波的频率，高频声听起来尖锐，而低频声给人的感觉较为沉闷。在日常生活和工作中，人们往往也接触到很多影响正常工作、学习、休息和身体健康的声音，这些干扰周围生活环境的声音称为噪声。当工作场所噪声强度超过 85dB 时，会对作业工人的健康产生不利影响。生产性噪声在作业场所普遍存在，分布范围广，危害人数众多。

8. 噪声对人体有哪些不良影响？

在噪声环境中工作，人们容易感觉疲乏、烦躁，造成注意力不集中、反应迟钝、准确性降低，直接影响作业能力和效率。如电话交换台的噪声从 40dB 提高到 50dB，错误率增加将近 50%。由于噪声掩盖了作业场所的警报声，往往造成工伤事故的发生。长期接触强烈噪声会对人体产生有害的影响。

（1）听力系统：噪声的有害作用主要是对听力系统的损害。噪声作用初期，听阈可暂时性升高，引起听力下降，这是保护性反应；强噪声作用下，可导致永久性听力下降，内耳感音毛细胞损伤，引起噪声性耳聋；极强的爆炸声可导致听力器官发生急性外伤，即爆震性耳聋。

（2）神经系统：长期接触噪声可导致大脑皮层兴奋和抑制功能的平衡失

调，出现头痛、头晕、心悸、耳鸣、疲劳、睡眠障碍、记忆力减退、情绪不稳定、易怒等。

（3）其他系统：长期接触噪声可引起其他系统的应激反应，如可导致心血管系统疾病加重，引起肠胃功能紊乱等。

9．怎样预防噪声性耳聋？

（1）控制噪声来源：这是最积极、最根本的办法。在建筑厂房、安装机器时就应采用各种隔音、防震、吸声的措施，如噪声车间与其他厂房隔开，中间种植树木；车间的墙壁和天花板装吸音材料；机器安装密度宜稀疏些；机器与地基之间，金属表面与表面之间用适当的充填材料；管道噪声用包扎法防声、气流噪声可用消音器或扩大排气孔等。

（2）减少接触时间：如在隔音室里进行工间休息，或减少每日、每周的接触噪声时间，也可降低发病率。还可根据实际情况轮换工种，亦可降低听力损害。

（3）耳部隔音：戴用耳塞、耳罩、隔音帽等防声器材。一般在80dB以上噪声环境中长期工作的人，单位应提供耳塞，由劳动者意愿使用；90dB以上时，应该使用耳罩或隔音帽等防护工具。若暂时没有合适的耳塞，简便者可用棉花塞紧外耳道口，再涂抹凡士林，也有一定的防护效果。

（4）健康监护：噪声作业上岗前应检查听力，患有感音神经性耳聋和噪声易感者，应避免在强噪声环境中工作。对接触噪声者，应定期检查听力，及时发现早期的听力损伤，并给予妥善处理。

注意：一旦有相关症状应争取早期治疗，耳鸣患者常有思想顾虑、恐惧及精神过度紧张等表现，这样又严重影响工作，因而造成更大的生活和社会压力，如此恶性循环又使耳鸣患者的精神负担加重，耳鸣对人除了身体的危害，心理精神上的危害也很大，应尽早前往专业医院检查和治疗，早日走出耳鸣困扰。

10．什么情况下容易发生触电事故？

发生触电事故的主要原因有以下几种：

（1）缺乏电气安全知识：在高压线附近放风筝，爬上高压电杆掏鸟巢；低压架空线路断线后不停电用手去拾火线；黑夜带电接线，手摸带电体；用手摸破损的胶盖刀闸。

（2）违反操作规程：带电连接线路或电气设备而又未采取必要的安全措施，触及破坏的设备或导线，误蹬带电设备，带电接照明灯具，带电修理电动工具，带电移动电气设备，用湿手拧灯泡等。

（3）设备不合格，安全距离不够：二线一地制接地电阻过大，接地线不合格或接地线断开，绝缘破坏导线裸露在外等。

（4）设备失修：大风刮断线路或刮倒电杆未及时修理；胶盖刀闸的胶木损坏未及时更改；电动机导线破损，使外壳长期带电；瓷瓶破坏，使相线与拉线短接，设备外壳带电。

（5）其他偶然原因：夜间行走触碰断落在地面的带电导线。

11．怎样预防触电事故？

（1）安全用电量简易算法：在用插座的时候一定要先简单计算一下，不要超过插座的最大电流承受范围。简单的计算方法是：电器的功率（W）除以电压（V），得出的就是电流（A）。比如一个电饭锅的功率是880W，电压220V，它需要的电流就是880÷220=4A。总电流数就是每个电器所用电流数的总和。注意，总电流数不能超过插座的最大电流。

（2）用电量大的电器不要共用一个插座：用电量大的电器共用一个插座，很容易导致短路，从而烧毁电器，或导致电路失火。建议功率超过800W的电器不要共用一个插座，比如洗衣机、微波炉、冰箱、烤箱、电饭锅、空调、电暖气、电热水器、熨斗、热得快等。

（3）拔掉长时间不用的电器插头：长时间不用的电器，比如DVD机、冬天里的空调、电视、手机充电器等，一定记得把插头拔下来。虽然这些电器不经常使用，但如果一直插着电，一年累积下来也会耗掉一定的电。而且，总是插着电也多了一个安全隐患。

（4）插头要插好：松动的插头插座容易因接触不良而发热，如果周围的环境散热不好，又有易燃品的话，就容易导致火灾。而且，插头不插好，如果不小心碰到，还容易触电，产生危险。

（5）插头插座不能有焦黑：如果插头或插座因为使用不当出现烧焦而发黑的现象，千万不能再使用。否则，很容易漏电，随时都可能发生火灾或人身危险。

（6）插头插座不能用湿布擦拭：沾水后的插头插座很容易短路，发生触电或火灾。插头插座脏了可以用布蘸酒精轻轻擦拭干净，晾置一会儿，待酒精完全蒸发后再使用。并且在擦拭的时候一定要关闭电源，以防万一。

（7）电线不要压在桌子下面：电线压在桌子或其他重的物品下面，外面的绝缘层容易被磨破而发生漏电现象，特别是不能铺在地毯下面，否则容易引起火灾。

（8）电线发烫或产生异味，停止使用：如果连接电器的电线发烫或者有异味，可能是电器功率太大，超出电线的承受范围，要赶紧拔掉电器插头，停止使用。

（9）正确拔插头的方法：拔插头的时候不要随便用手扯着连接插头的电线生拉硬拽，应该用手捏紧插头，沿着与插座垂直的方向拔出插头，不要斜着往外拔，以免扯坏电线里的铜丝或是把插头的铜片弄断，发生危险。

（10）白炽灯泡的瓦数不要太高：磨砂的白炽灯泡不是很亮，为了更亮很多人就把灯泡换成功率大的。但因为白炽灯散热很大，容易使塑料灯口熔化而发生危险。所以选择白炽灯最高不要超过60W，如果嫌亮度不够，可以选择节能灯，瓦数小，亮度又高。

（11）电视不要用布盖着，上面不要放置杂物：电视遮盖布可以防止灰尘落到电视机里，但同时会遮盖后面的散热器。这样灰尘是没有了，但是容易使电视机里的元件散热不良，温度增高，可能产生火花以致燃烧。不要在电视上放置杂物，特别是小的金属物品和水生植物或小鱼缸。因为小金属物品易掉入电视机的缝隙里；鱼缸倒了或破了，水洒进电视里，都会酿成危险。

（12）不要开着电热毯睡觉：首先，电热毯有辐射，长时间使用会对身体造成伤害。其次，晚上睡觉时万一发生漏电，引起燃烧，等醒过来可能已经晚了。而且还要注意，电热毯使用时间不能太长，不要超过两年，过期应更换新的。

（13）衣柜内不要装电灯：不要为了方便在衣柜内装电灯，以防万一漏电引发火灾。

（14）不要开着电脑去上班：家中无人时千万不可开着电脑，万一夏天打雷或有其他意外情况，导致漏电而引发火灾，是非常危险的。

12. 触电后怎样才能避免盲目施救造成严重后果？

在雨天如果有人不小心触电，他人千万不可盲目施救，一定要采取正确方法，避免事故范围扩大，导致群体性伤害。当遇到触电情况时，应立即切断电源，或用不导电物体，如干燥的木棍、竹棒或干布等，使伤员尽快脱离电源。急救者切勿直接接触触电伤员。

当伤员脱离电源后，首先应立即检查伤员全身情况，然后持续用心肺复苏法进行抢救，同时及早与医疗部门联系。在医务人员未接手救治前，不应放弃现场抢救。

处理电击伤时，应注意有无其他损伤。如触电后弹离电源或自高空跌下，常并发颅脑外伤、血气胸、内脏破裂、四肢和骨盆骨折等。如有外伤、灼伤均需同时处理。

此外，现场抢救中，不要随意移动伤员，若确需移动时，抢救中断时间不应超过 30s。移动伤员或将其送医院过程中，除应使伤员平躺在担架上并在背部垫以平硬阔木板外，应持续抢救。

13. 游泳需要注意哪些安全问题？

（1）未成年人必须在家长的带领下去游泳。单身一人去游泳最容易出问题，如果你的同伴不是家长，在出现险情时，很难保证能够得到妥善的救助。初学者不要到野外去游泳。

（2）身体患病者不要去游泳。

（3）参加剧烈运动后，不能立即跳进水中游泳，尤其是在满身大汗，浑身发热的情况下，不可以立即下水，否则易引起抽筋、感冒等。

（4）被污染的河流、水库，有急流处，两条河流的交汇处以及落差大的河流湖泊，均不宜游泳。

（5）恶劣天气如雷雨、刮风、天气突变等情况下，也不宜游泳。

（6）同伴应该相互关照、相互关心，而不应该相互嬉水，或捉弄对方。一起去游泳，如果有人提前上岸，要告诉同伴，一起去游泳应该一起回家。

（7）要注意休息，不要长距离游泳，不要远离伙伴。如果感到身体不适，要告诉同伴并上岸休息，在岸上观看同伴游泳，留心他们的安全。

（8）小学生不潜泳，更不能相互攀比谁的潜水时间更长，谁的潜水距离更远等。

14. 游泳前应当做几种准备活动？

游泳前应当做好准备活动，以改善身体各器官系统的状况，提高神经系统的兴奋性，有利于身体更好适应游泳的需要。同时，对预防肌肉抽筋和拉伤都有一定作用。

（1）准备活动的内容和运动量：可因人而易。基本要求是把身体各部分关节、肌肉活动开。一般做一遍广播体操或跑步、摇臂、踢腿、转腰、压腿等练习。下水时，一定要先用水擦洗面部、胸部、四肢，使身体对水温有所适应，再进入水中，切忌全身有汗就直接下水。

（2）准备的物品：泳衣（裤）、毛巾、包（袋）是必需的，其他根据自己情况；如头发太长或泳池规定要泳帽，则加泳帽；对不会游泳的人来说，救生圈是必备品。

15. 发现有人溺水该怎么办？

（1）拨打120：急救的第一步就是通知120，而伤者都必须按颈椎受伤者处理，以避免急救完伤者已成植物人，在国外文献报道中，有人因不当急救造成脊椎受损。

（2）排除异物：救上来只是工作的一半，使溺水者复苏是另一半，而且对挽救生命来说是同等重要的。首先清理溺水者口鼻内污泥、痰涕，有假牙取下假牙，救护人员单腿屈膝，将溺水者俯卧于救护者的大腿上，借体位使溺水者体内水由气管、口腔中排出（在一些农村地区，让溺水者俯卧在牛背上，头脚下悬，赶牛行走，这样又控水又起到人工呼吸作用），将溺水者头部转向侧面，以便让水从其口鼻中流出，保持上呼吸道的通畅，再将头转回正面（急救者从后面抱起溺水者的腰部，使其背向上，头向下，也能使水倒出来）。

（3）心肺复苏：出水后的救护，如果你有资格并经过训练，可以做心肺复苏术（CPR），但是如果不知道心肺复苏术时请立即寻求援助。等待时可试着做口对口人工呼吸，这可以挽救生命。如果溺水者呼吸心跳已停止，立即进行口对口人工呼吸，同时进行胸外心脏按压。

（4）送往医院：当溺水者开始呼吸和气哽时，还没有脱离困境。实际上，溺水后的 48 小时是最危险的。因溺水而发生的并发症，如肺炎、心力衰竭（心衰）等，都能在这一时期发生，因此你应尽早将溺水者送往医院。

16. 如何预防游泳时下肢抽筋？

（1）游泳前一定要做好热身运动。

（2）游泳前应考虑身体状况，太饱、太饿或过度疲劳时不要游泳。

（3）游泳前先在四肢淋些水，然后再跳入水中。不要立刻跳入水中。

（4）游泳时，如胸痛可用力压胸口，等到稍好时再上岸；腹部疼痛时应上岸，最好喝一些热的饮料或热汤，以保持身体温暖。

17. 夏季游泳发生溺水怎样进行自救？

对水情不熟而贸然下水，极易造成生命危险。万一不幸遇上了溺水事件，切莫慌张，应保持镇静，积极自救。

（1）若是手指抽筋，则可将手握拳，然后用力张开，迅速反复多做几次，直到抽筋消除为止。

（2）若是小腿或脚趾抽筋，先吸一口气仰浮水上，用抽筋肢体对侧的手握住抽筋肢体的脚趾，并用力向背屈方向拉，同时用同侧的手掌压在抽筋肢体的膝盖上，帮助抽筋腿伸直。

（3）要是大腿抽筋的话，可同样采用拉长抽筋肌肉的办法解决。

18. 工业生产中眼、面部面临的主要危险有哪些？

（1）机械性危险：冲击、灰尘、固体颗粒、沙砾。

后果：角膜损伤或穿孔、虹膜撕裂、晶状体浑浊。

（2）化学性危险：液滴和液体飞溅、溶剂、气雾剂、酸、碱、水泥、灰浆等。

后果：角膜灼伤或浑浊，病毒感染、急性结膜炎、溃疡。

（3）放射性危险：红外线、紫外线、激光、强光。

后果：白内障、角结膜炎、视网膜损伤或灼伤、晶状体浑浊。

（4）电击危险：直接接触、短路引起的电弧。

后果：视网膜灼伤、角膜损伤（固体颗粒）、晶状体损伤。

（5）高温危险：高温液体、熔化物质、火焰。

后果：眼部重伤、角膜浊点。

配戴眼部和面部保护装置，可以避免九成的眼部事故。

19．烧伤及烫伤怎样进行急救处理？

烧伤和烫伤由火焰、沸水、热油、电流、射线、化学物质（强酸、强碱）等引起。最常见的是火焰烧伤，热水、热油烫伤。

烧伤和烫伤首先损伤皮肤，轻者皮肤肿胀，起水泡，疼痛；重者皮肤烧焦，甚至血管、神经、肌腱等同时受损；呼吸道也可烧伤。烧伤引起的剧烈疼痛和皮肤渗出等因素能导致休克，晚期可出现感染、败血症，危及生命。

现场急救处理方法有：

（1）立即脱离险境，但不能带火奔跑，这样不利于灭火，并加重呼吸道烧伤。

（2）带火者迅速卧倒，就地打滚灭火，或用水灭火，也可用棉被、大衣等覆盖灭火。

（3）冷却受伤部位，用冷自来水冲洗伤肢冷却烧伤处。

（4）脱掉伤处的手表、戒指、衣物。

（5）用消毒敷料（或清洗毛巾、床单等）覆盖伤处。

（6）勿刺破水泡，伤处勿涂药膏，勿粘贴受伤皮肤。

（7）口渴严重时可饮盐水，以减少皮肤渗出，有利于预防休克。

（8）迅速转送医院。

20．高层建筑火灾如何自救？

火灾发生时，高层建筑主要依靠自身的消防措施来保障安全，消防部门的云梯车所能达到的高度一般不超过100m，超过这个高度的地方出现火灾，很难靠外部力量救援，这个时候，只有掌握了一定的火灾自救技巧才能够把握住最佳逃生时机。

（1）在房内获悉起火后：开门前要先用手背触摸门把手，若温度很高，或有烟雾从门缝钻进，千万别贸然打开房门；若温度正常或没有烟雾钻进，可打开门缝观察外面通道的情况，再决定是否逃离。若大火和浓烟封闭通道无法逃离时，只能退守房内采取相应对策：用湿布条堵塞门窗缝隙，用水浇在已着火的门窗上等待救援,切不可盲目跳楼。

(2)着火点在本楼层时:应就近跑向已知的紧急疏散口,遇有防火门要及时关上。若楼道被烟气封锁,可弯腰或匍匐前进逃离火场,最好能利用湿毛巾或湿衣服等捂住口鼻,阻挡有毒烟雾;若必须经过火焰区,切记要将衣服用水浇湿、用湿毯子裹住全身,或用湿衣服包住头部等部位,万一衣服着火则要用打滚等方式扑灭火苗,不宜带火奔跑。

(3)着火点不在本层时:仍应就近向紧急疏散口撤离,若着火点位于上层,要向楼下逃去;若着火点位于下层,且火和烟雾已封锁向下逃生的通道,应尽快往楼顶平台逃生;若向楼顶平台逃生时发现被火、烟追赶上,或向上的通道被封锁时,要果断地改变逃生路线,从另一层楼的安全通道逃生。

(4)当大火围困楼层时:若身处被大火包围的楼层内,所有安全通道和向外联系均被切断,也没有任何逃生器具或设施的情况下,此时最好退到卫生间暂避。进入卫生间后要将门窗关紧,缝隙堵严,拧开水龙头放水。特别是浴缸中要始终保持在较高水位,便于取水泼浇门窗,危急时还可躺在浴缸中暂时躲避,提高获救的可能性。

(5)低楼层可跳楼逃生:若住在2楼,在万不得已的情况下,也可以跳楼逃生。在跳楼之前可先向地面扔些棉被、床垫等柔软物品,或者用床单、窗帘等织物撕成能负重的布条连成绳索,系在窗户或阳台的构件上向楼下滑。如果被困在3层以上,千万不要急于跳楼。

21. 如何设计家中火灾逃生线路?

第一步:画一幅您家的平面图。在印有网格的稿纸或者图纸背面画出您家的平面图,如果您的房子超过1层,记得每层都画一个平面图,并记得把所有房门、窗户、楼梯都标注在图上,这样能够让您和家人对紧急情况下的逃生路线一目了然。同时,请别忘记标注住房周围的疏散楼梯,因为城市居民大多住在多层和高层住宅里面。

第二步:在图上标出所有可能的逃生出口。如果是高层建筑,标出出门后疏散楼梯方向。

第三步:如果可能,尽量为每个房间画出两条逃生路线。房门是每个房间的主要逃生出口,但是,如果房门被大火和浓烟封堵,您就需要另外一个逃生出口，例如窗户。所以，您一定要确保家里的窗户能够自如开启，并且家里的每个人都清楚地知道逃生路线。如果窗户安装了防盗栏，那么一定记得在家里准备锤子等应急工具。

22．校园火灾如何安全逃生？

学校是一个人口密度极大的聚居地，如果一旦寝室、教室、实验室、会堂、食堂、浴池等地发生火灾，千万不要贪恋财物，第一时间第一任务是选择正确通道、正确逃生方法逃生。以下是几种逃生方法：

（1）在疏散过程中，应采用湿毛巾或手帕捂住口鼻（但毛巾与手帕不要超过6层厚）。注意：不要顺风疏散，应迅速逃到上风处躲避烟火的侵害。由于着火时烟气大多聚集在上部空间，有向上蔓延快、横向蔓延慢的特点，因此在逃生时，不要直立行走，应弯腰或匍匐前进。注意秩序，火灾逃生中避免踩踏事件。

（2）将浸湿的棉大衣、棉被、门帘子、毛毯、麻袋等遮盖在身上，确定逃生路线后，以最快的速度直接冲出火场，到达安全地点，要捂鼻护口，防止一氧化碳中毒。

（3）如果走廊或对门、隔壁的火势比较大，无法疏散，可退入一个房间内，将门缝用毛巾、毛毯、棉被、褥子或其他织物封死，防止受热，可不断往上浇水进行冷却，防止外部火焰及烟气侵入，从而达到抑制火势蔓延速度、延长时间的目的。

（4）发生火灾实在无路可逃时，可利用卫生间进行避难。因为卫生间湿度大，温度低，可用水泼在门上、地上进行降温，水也可从门缝处向门外喷射，达到降温或控制火势蔓延的目的。

（5）如果多层楼着火，因楼梯的烟气火势特别猛烈时，可利用房屋的阳台、水溜子、雨篷逃生，也可采用绳索、消防水带，也可用床单撕成条连接代替，但一端紧拴在牢固采暖系统的管道或散热气片的钩子上（暖气片的钩子）及门窗或其他重物上，再顺着绳索滑下。

（6）如无条件采取上述自救办法，而时间又十分紧迫，烟火威胁严重，被迫跳楼时，低层楼可采用此方法逃生。但首先向地面上抛下一些厚棉被、床垫子，以增加缓冲，然后手扶窗台往下滑，以缩小跳楼高度，并保证双脚首先落地。

（7）当发生火灾时，可在窗口、阳台、阴台、房顶、屋顶或避难层处，向外大声呼叫，敲打金属物件，投掷细软物品，夜间可打手电筒、打火机等，用物品的声响、光亮，发出求救信号，引起消防救援人员的注意。

23. 商场火灾如何安全逃生？

商场一旦发生火灾，很容易造成群死群伤的事故，那么在这些场所发生火灾，该如何自我保护进而顺利逃生呢？

发生火灾后，人们首先要镇定，使用最简单的自救方法和寻找最合适的逃生路线是商场逃生的最主要法宝。其实，商场是物资高度集中的场所，发生火灾后群众可利用逃生的物资是比较多的。如将毛巾、口罩浸湿后捂住口、鼻，可制成防烟工具；利用绳索、布匹、床单、地毯、窗帘来开辟逃生通道；如果商场还经营五金等商品，还可以利用各种机用皮带、消防水带、电缆线来开辟逃生通道；穿戴商场经营的各种劳动保护用品，如安全帽、摩托车头盔、工作服等，以避免烧伤和坠落物资的砸伤。上述方法都无法逃生时，可利用落水管、房屋内外的突出部位、各种门窗以及建筑物的避雷网（线）进行逃生或转移到安全区域再寻找机会逃生。这种逃生方法使用时，要大胆又要细心，特别是老、弱、病、残、妇、幼等人员，切不可盲目行事，否则容易出现伤亡。在无路可逃的情况下，应积极寻找避难处所。如到室外阳台、楼层平顶等待救援；选择火势、烟雾难以蔓延的房间，关好门窗，堵塞缝隙，房间如有水源，要立刻将门、窗和各种可燃物浇湿，以阻止或减缓火势和烟雾的蔓延时间。无论白天或夜晚被困者都应大声呼救，不断发出各种呼救信号，以引起救援人员的注意，帮助自己脱离困境。

在逃生过程中，商场内的室内楼梯、室外楼梯、自动扶梯、消防电梯等，在火灾初期阶段都是逃生的良好通道。在下楼梯时应抓住扶手，以免被人群撞倒引起踩踏事件。不要乘坐普通电梯逃生，因为发生火灾时，停电也时有发生，无法保证电梯的正常运行。

24. 地铁火灾如何安全逃生？

（1）车站工作人员到来前，乘客应保持镇静，不要任意扒门，更不能跳下轨道，可用车厢内的消防器材将小火控制、扑灭。

（2）如果发现车厢停电，并有异味、烟雾等异常情况，应立即按响车厢内紧急报警装置通知司机。

（3）不能倚在车门边上，禁止在地铁内吸烟或携带易燃易爆物品。

（4）疏散时注意看指示灯标志。

（5）司机应尽快打开车门疏散人员，若车门开启不了，乘客可利用身边的物品击打破门。同时，将携带的衣物、毛巾沾湿，捂住口鼻，身体贴近地面，再有序向外疏散。

（6）地铁列车两站之间的平均到达时间为 2min。列车到站时，要听从车站工作人员的统一指挥，沿正确逃生方向进行疏散。在疏散过程中要注意脚下异物，此外，千万不能进入另一条隧道。

25．高空作业要做好哪些防护措施？

（1）高空作业人员的身体健康，患有恐高症、心脏病、高血压的不得登高作业。

（2）高空作业、悬空作业时，必须系好安全带并正确使用。

（3）高空作业、临边作业、悬空作业时，施工现场应具备安全可靠的脚手架、操作平台等安全防护设施。

（4）夜间高空作业时，必须具备足够的照明措施，确保高空行走和作业安全。

（5）遇到 6 级及以上大风或雷电暴雨等恶劣天气应禁止高空作业。

26．怎样预防被烟花鞭炮炸伤？

首先，燃放烟花爆竹必须在空旷、无易燃物、避免高压线的室外进行；不允许在人流密集、繁华街道燃放，并观察周围行人和车辆；儿童燃放时必须要有大人在一旁监督，不要为了锻炼小孩子的勇气，就让小孩子单独去；对于未燃烟花爆竹，千万不可冒失凑近瞧看，更不能徒手拿起来观看，一旦接近或者拿到手里晃一晃就可能发生爆炸，应该让熄火的烟花爆竹静置 15min 后，再进行处理，最妥当的方法就是直接用水浇灭，不再燃放，以免意外发生。其次，在燃放烟花爆竹时，尽量选用导火线长的，用香点燃，切忌用打火机直接点燃，同时，在点燃的时候，人应该侧身，一手捂住靠近烟花爆竹的耳朵，一手拿香进行点燃，整个人应该做好随时撤离的准备，以免突然爆炸，尽量减轻伤害。

27. 烟花"惹火上身"如何自救？

一旦被烟花爆竹引燃衣物，要迅速扑灭火源，尽快用冷水冲洗烧伤、灼伤处，防止烧伤面积扩大，然后用消毒纱布或干净手帕、毛巾轻轻盖住伤口。若头部烧伤，可取冰块浸湿的干净毛巾包住伤口冷敷。千万不要涂抹酱油或油膏，否则就医后需耗费时间清洗，增加患者痛苦。

爆竹伤眼后，若为眼球破裂伤、眼内容物脱出等，伤者眼睑会出现高度肿胀、瘀血、睁不开，此时不可强行扒开眼睑或去除脱出眼外的组织，可用清洁纱布或毛巾覆盖后立即送医。若伤者发生昏迷或合并颅脑、胸腹、四肢损伤，应立即拨打120或急送有条件的医院。

28. 如何预防涂料中毒？

预防涂料中毒的最有效方法是保持涂装现场有良好的通风条件，以降低空气中有毒有害物质的浓度，如果涂装现场通风条件不好，在涂装一段时间后应当在通风处休息一段时间。

此外，应尽量避免皮肤和溶剂型涂料等接触。为此，在涂装涂料时应采取必要的劳动保护措施，例如穿紧身的工作服，戴手套、口罩和防护眼镜。避免涂料直接接触皮肤和有害气体直接进入呼吸系统。涂装完毕后，应及时清理工具及残余材料，并封闭漆桶，溶剂桶要加盖，擦拭涂料的回丝、废布头应及时处理掉。

避免使用毒性大的有机溶剂（如含苯量高的溶剂）洗手，不要在施工现场进食，饭前或下班后要用肥皂洗手、洗脸，并换下工作服。

29. 对人体危害严重的重金属有哪些？来源于哪里？有哪些危害？

（1）铅污染：铅是可在人体和动物组织中积蓄的有毒金属。主要来源于各种油漆、涂料、蓄电池、冶炼、五金、机械、电镀、化妆品、染发剂、釉彩碗碟、餐具、燃煤、膨化食品、自来水管等。一些铅锌矿区通过污染的空气、水源、土壤经皮肤、消化道、呼吸道进入体内与多器官亲和，主要毒性效应是贫血、神经功能失调和肾损伤，易受害人群主要是儿童。

（2）镉污染：镉的毒性很大，可在人体内积蓄，主要积蓄在肾脏，引起泌尿系统的功能异常。主要来源于电镀、采矿、冶炼、燃料、电池和化学工业等排放的废水，废旧电池中镉含量较高；通过污染的土壤也可存在于谷物、水果和蔬菜中，尤其是蘑菇，在奶制品中也有少量存在。镉能够取代骨中钙，使骨骼严重软化，骨质疏松，出现慢性肾功能不全，干扰人体和生物体内的酶系统，导致血压上升。易受害人群是矿业工作者、免疫力低下人群。

（3）汞污染：汞及其化合物属于剧毒物质，可在人体内蓄积。主要来源于仪表厂、食盐电解、贵金属冶炼、化妆品、照明用灯、齿科材料、燃煤、水生生物等。血液中的金属汞进入脑组织后，逐渐积累，达到一定的量时就会对脑组织造成损害，另外一部分汞离子转移到肾脏。进入水体的无机汞离子可转变为毒性更大的有机汞，由食物链进入人体，引起全身中毒作用。易受害人群主要是经常使用具有美白效果的非正规化妆品的女性和职业工人。天然水中含汞极少，一般不超过 $0.1\mu g/L$。

（4）砷污染：元素砷的毒性极低，而砷的化合物均有剧毒，三价砷化合物比其他砷化合物毒性更强。主要来源于采矿、冶金、化化学制药、玻璃工业中的脱色剂、各种杀虫剂、杀鼠剂、砷酸盐药物、化肥、硬质合金、皮革、农药等。在一般情况下，土壤、水、空气、植物和人体都含有微量的砷，对人体不会构成危害。砷通过呼吸道、消化道和皮肤接触进入人体，如摄入量超过排泄量，砷就会在人体的肝、肾、肺、子宫、胎盘、骨骼、肌肉等部位蓄积，与细胞中的酶系统结合，使酶的生物作用受到抑制失去活性，特别是在毛发、指甲中蓄积，从而引起慢性砷中毒，潜伏期可达几年甚至几十年，慢性中毒有消化系统症状、神经系统症状和皮肤病变等。砷还有致癌作用，能引起皮肤癌。危害的人群有农民、家庭主妇、特殊职业工人群体。

（5）铬污染：主要来源于劣质化妆品原料、皮革制剂、金属部件镀铬部分，工业颜料以及鞣革、橡胶和陶瓷原料等。如误食饮用，可致腹部不适及腹泻等中毒症状；皮肤接触易引起过敏性皮炎或湿疹；如呼吸进入，对呼吸道有刺激和腐蚀作用，引起咽炎、支气管炎等。水污染严重地区居民，经常接触或过量摄入者，易得鼻炎、结核病、腹泻、支气管炎、皮炎等。

重金属的污染主要来源于工业污染，其次是交通污染和生活垃圾污染。

工业污染大多通过废渣、废水、废气排入环境，在人和动物、植物中富集，从而对环境和人的健康造成很大的危害，工业污染的治理可以通过一些技术方法、管理措施来降低它的污染，最终达到国家的污染物排放标准；交通污染主要是汽车尾气的排放，国家制定了一系列的管理办法，例如：使用乙醇汽油、安装汽车尾气净化器等；生活污染主要是一些生活垃圾的污染，废旧电池、破碎的照明灯、没有用完的化妆品、上彩釉的碗碟等，对于重金属的污染只要我们对其来源加以控制，就多多少少可以减少重金属污染。

30．司机如何防止一氧化碳中毒？

司机经常与汽油、燃烧蒸气、汽车排出的废气接触，其中就有一氧化碳（CO）。高浓度短期接触吸入即可致急性中毒；低浓度长期慢性蓄积可造成慢性中毒。主要可以采取以下措施预防：防止发动机废气逸出弥散到驾驶室或车厢内；经常检查排气管，防止废气倒流入车内；最好不在不通风或密闭的条件下加大油门、启动车辆；车库与修理车间门窗关闭时发动机要停止工作；在发动机密封不严或排气管废气倒流的情况下，一般只要停车 5min 以上都应关闭发动机，绝对不要在发动机工作的汽车里睡觉，尤其是冬季门窗紧闭或使用空调机的情况下睡觉；在气温高、湿度大及海拔高的情况下，更应注意预防一氧化碳中毒。

31．中暑后该怎么办？

中暑主要是由于高温环境影响人体体温调节中枢，使体内热量蓄积过多所致。中暑分为 3 种情况，即先兆中暑、轻度中暑和重度中暑。

先兆中暑的症状主要有口渴、无力、头晕、恶心、胸闷、痉挛等。如果出现这种情况，最好马上去阴凉通风的地方，再将冷饮、冰袋等置于颈部、额头、腹股沟和腋下，可以有效降温，同时喝一些含有氯化钠等电解质的饮料。

轻度中暑除了有以上几种症状外，最显著的特征是出很多汗，血压开始下降，有时会出现休克的现象。患者可自己采取以上降温处理方法，如果出现休克但还有意识，旁人应马上给患者补充水分，然后让其平躺在阴凉处，解开其上衣，使体内温度散发出去，并用冰块或冰水在上述几个部位进行物理降温，之后马上送去医院，否则就会引起重度中暑。

重度中暑最明显的特征是体温迅速升高，出现昏迷。重度中暑死亡率很高，通常在60%~70%，在采取物理降温的同时要赶紧送医院。

女性和老年人，特别是孕妇，是中暑的高危人群，最好减少出门。

32．大热天喝冰镇饮料可以解暑吗？

绝大多数人认为，大热天喝上一杯冰镇饮料可以清凉解暑，其实不然。冷饮吃得太多不但容易中暑，还会使中暑症状加剧。大量冷饮进入肠胃后，会迅速带来4种不良后果：一是过量饮用的冰镇饮料，特别是碳酸饮料，需要体内水分稀释，使人体更易受暑热侵袭；二是食物过凉引起胃肠道痉挛性收缩，导致腹痛、腹泻等症状；三是吃了过凉的食物会增加心脏负担，冲淡了胃液，影响消化，引起恶心、呕吐等；四是冷饮进入体内，体内温度骤降，暑热积聚体内某些部位无法散发，使中暑的概率加倍。以上几点同时作用于人体，就更容易中暑了。

33．夏季应当食用冰镇冷饮？

一次饮用冰镇饮料不宜超过400ml，即一瓶可乐的量，冰淇淋不宜超过一个，即使超过，两次吃的间隔也至少在2h以上。需要提醒的是，老人、小孩、孕妇、经期女性最好少吃冷饮，因为他们的消化系统功能相对弱一些，特别是3岁以下的婴幼儿，坚决不要吃冷饮。心血管疾病的患者最好也不要吃过凉的食物。相比各种各样的饮料和冰淇淋，凉白开是解暑的最佳饮品。

34．怎样做可以预防中暑的发生？

（1）大量饮水：在高温天气里，不论运动量的大小，都需要增加液体的摄入，不应等到口渴时才喝水。如果需要在高温的环境里进行体力劳动或剧烈运动，至少每小时喝2~4杯凉水（500~1000ml），水温不宜过高，饮水应少量多次。不要饮用含酒精或大量糖分的饮料，避免饮用过凉的冰冻饮料。对于某些需要限制液体摄入量的患者，高温时的饮水量应遵医嘱。

（2）注意补充盐分和矿物质：如果不得不从事体力劳动或进行剧烈运动，至少每小时喝2~4杯清凉且不含酒精的液体（500~1000ml）。运动饮料可以帮助人们在流汗的过程中补充身体所需要的盐分与矿物质。如果正在进行低盐饮食，在喝运动饮料或服用盐片之前，应当咨询医生。

（3）注意饮食及休息：少食高油高脂食物，饮食尽量清淡易消化，要摄取足够的热量，补充蛋白质、维生素和钙。多吃水果蔬菜，保证充足的睡眠，睡觉时避免电风扇或空调直吹。

（4）穿着合适的衣服并涂抹防晒霜：在户外尽量选择轻薄、宽松及浅色的服装，并注意防晒、降温。可以戴宽帽檐的遮阳帽、太阳镜，并涂抹 SPF15 或以上的防晒霜（UVA/UVB 防护）。

（5）仔细计划行程：高温天气里应尽量避免外出。如果一定要在室外活动，最好避开正午时段，尽量将时间安排在早晨或者傍晚，并且尽量多在背阴处活动或休息，避免太阳直晒。如果需在高温条件下行走或锻炼，应慢慢开始，逐渐增加强度，当已经感觉到自己的心跳加快且胸闷、憋气、头晕、意识模糊、虚弱，甚至晕倒的时候，要立即停止一切活动！迅速找到背阴处或凉爽通风的地方休息！

（6）待在凉爽的环境里：高温天气里应尽量在室内活动。若条件允许，应开启空调。如果家里没有空调，可以借助商场、图书馆等公共场所避暑。哪怕只是待上一小段时间，也可以很好地帮助降温。使用电扇可以暂时缓解热感，然而一旦气温升高至32℃以上，电扇对减少中暑发生则效果甚微。用凉水洗脸、擦拭身体，或待在空调房里是最好的降温措施。尽量减少炉灶、烤箱等的使用。如一定需要长时间使用炉灶、烤箱等，则应注意及时补充水分，经常离开厨房，在背阴或凉爽通风的地方休息。

（7）结伴行动，互相关心：需要在高温的环境下工作时，同事间应互相留意彼此的健康状况。如发现有中暑的迹象，要及时采取措施。高温中暑可以导致人神志不清，甚至丧失意识。热浪来袭时，建议65岁以上老人的家人或朋友，至少每天上、下午两次电话确认老人的健康状况。为婴幼儿及儿童安排适宜的环境并补充水分。

（8）不要将婴幼儿或儿童单独留在车里：即使在还算凉爽的天气里，在太阳照射下车内温度仍然会迅速升高并造成危险。即便在车窗留了缝隙，车内温度还是可以在泊车后 10min 内上升近 7℃。此时留在车里的任何人都有严重中暑甚至死亡的风险。其中，婴幼儿和儿童若被独自留在停放的车辆中无人看管时，导致严重中暑、甚至死亡的风险最大。永远不要把婴幼儿或儿童留在停放好的车里,当停好车辆准备离开时,请确认随行的所有人都已经下车,不要忽视睡着的孩子。

35．高温作业对人体的影响主要有哪些?

高温作业人员的作业能力随温度的升高明显下降。研究资料表明,环境温度达到28℃时,人的反应速度、运算能力、感觉敏感性及运动协调能力都明显下降。高温作业除可致作业人员中暑外,还可以对人体健康产生以下方面的影响:

(1)水盐代谢紊乱:湿热、风小的环境,大量排汗致水盐代谢紊乱,易致热痉挛。

(2)循环系统:高温环境下从事体力劳动时,心脏要向高度扩张的皮肤血管网输送大量血液,以便有效地散热;又要向工作肌输送足够的血液,以保证工作肌的活动,且要维持适当的血压。另一方面,由于出汗丧失大量水分和体液转移至肌肉而使有效血容量减少。这种供求矛盾使得循环系统处于高度应激状态。心脏向外周输送血液的能力取决于心输出量,而心输出量又依赖于最高心率和血管血容量。如果高温下工人在劳动时已达最高心率,机体蓄热又不断增加,心输出量则不可能再增加来维持血压和肌肉灌流,可能导致热衰竭。

(3)消化系统:高温作业时,消化液分泌减弱,消化酶活性和胃液酸度(游离酸与总酸)降低。胃肠道的收缩和蠕动减弱,吸收和排空速度减慢。唾液分泌液明显减少,淀粉酶活性降低。再加上消化道血流减少,大量饮水使胃酸稀释。这些因素均可引起食欲减退和消化不良,胃肠道疾患增多。且工龄越长,患病率越高。

(4)神经系统:高温环境下中枢神经系统抑制,肌肉活动能力减弱,动作准确性降低。

(5)泌尿系统:高温环境下大量排汗,肾血流量和肾小球滤过率下降,血液浓缩致肾负荷加重,导致肾功能不全等。

36．家庭可以准备哪些防暑药品?

盛夏酷暑,高温燥热,常使人们食无味、睡不香,容易出现头晕、头痛、乏力,甚至恶心、呕吐等症状,为了安全度夏,家庭准备一些防暑药物是很有必要的，这些药物有：

仁丹：清暑祛湿。主治中暑受热引起的头昏脑涨、胸中郁闷、腹痛腹泻，也可用于晕车晕船、水土不服。

十滴水：清暑散寒。适用于中暑所致的头昏、恶心、呕吐、胸闷、腹泻等症。

藿香正气水：清暑解表。适用于暑天因受寒所致的头昏、腹痛、呕吐、腹泻突出者。

清凉油：清暑解毒。可治疗暑热引起的头昏头痛，或贪凉引起的腹泻。

无极丹：清热祛暑，镇静止吐。

避瘟散：祛暑化浊，芳香开窍，止痛。为防暑解热良药。

金银花：祛暑清热，解毒止痢。开水泡代茶饮。

菊花：消暑、平肝、利尿。高血压患者尤宜。开水泡代茶饮。

荷叶：清热解暑，升发清阳，凉血止血。适用于中暑所致的心烦胸闷、头昏头痛，高血压患者尤宜。开水泡代茶饮。

37．哪些地方容易发生踩踏？

空间有限、人群又相对集中的场所容易发生踩踏：球场、商场、狭窄街道、室内通道或楼梯、电影院、酒吧、夜总会、宗教朝圣仪式、彩票销售点、超载车辆、航行轮船等。

38．如何防踩踏？

身处拥挤场所，应当注意以下几点防止踩踏：

（1）进入场地先找安全出口。

（2）不要总被好奇心驱使。

（3）遇到人流尽可能抓住一样坚固牢靠的东西，等人流过去迅速离开；不能停留时，与大多数人的前进方向保持一致，不要试图超过别人，更不能逆行，千万要避免被绊倒。

（4）大型集会要穿平底鞋，高跟鞋容易让身体失去平衡。

39．发生踩踏时如何逃生？

（1）两手十指交叉相扣，护住后脑和颈部；两肘向前，护住双侧太阳穴，顺人流而行。

（2）不慎倒地时，要尽力尽快站起来，实在站不起来，十指交叉双手扣颈，双臂护头，双膝尽力前驱，蜷成球状，护住胸腔和腹腔的重要脏器。

（3）靠近摔倒者的人应对后面的人群大声呼救，告知后方不要向前靠近。

（4）成人如遇到孩子，应迅速把孩子抱起来，避免其在混乱中被踩伤。

40．电梯发生故障，如何应急？

电梯困人是一种保护状态，而不是危险状态，因此不必惊慌。发生地震、火灾、电梯进水等紧急情况时，严禁使用电梯，应改用消防通道或楼梯。电梯速度不正常，应两腿微微弯曲，上身向前倾斜，以应对可能受到的冲击。被困电梯内，应保持镇静，立即用电梯内的警铃、对讲机或电话与管理人员联系，等待外部救援。如果报警无效，可以大声呼叫或间歇性地拍打电梯门。电梯停运时，不要轻易扒门爬出，以防电梯突然开动。运行中的电梯进水时，应将电梯开到顶层，并通知维修人员。如果乘梯途中发生火灾，应将电梯在就近楼层停梯，并迅速利用楼梯逃生。

41．如果遭遇电梯下坠，应当怎样处理？

第一，不论有几层楼，赶快把每一层楼的按键都按下。第二，如果电梯里有把手，一只手紧握把手。第三，整个背部跟头部紧贴电梯内墙，呈一直线。第四，膝盖呈弯曲姿势。

电梯下坠时，你不会知道它会何时着地，且坠落时很可能因全身骨折而死。所以第一点是当紧急电源启动时，电梯可以马上停止继续下坠；第二点是为了要固定你人所在的位子，使你不会因为重心不稳而摔伤；第三点是为了要运用电梯墙壁作为脊椎的防护；而第四点是最重要的，因为韧带是人体唯一富含弹性的组织，所以借用膝盖弯曲来承受的重击压力，比骨头承受的压力大。

42．暴雨天行人如何安全出行？

（1）小心"吃人"的井盖，防止跌入坑洞中：水深看不见底的地方不要去，当心水道，排污井等深坑。在积水中行走要注意观察，如果发现路面有漩涡、突泉时要远远绕行；也要留心观察路面上有没有特殊标志，也许是好心人因为发现险情提醒路过的人。

（2）留意周围是否有电线，避免触电伤害：下雨天如果水浸了路灯杆，请千万要远离，以防出现电路浸泡后漏电。如果发现电线断落在水中，千万不要自行处理，应当立即在周围做好标记，及时拨打报警电话报警。一旦电线恰巧断落在离自己很近的地面上，先不要惊慌，更不能撒腿就跑，此时应单腿跳跃离开现场。

（3）远离不牢固围墙、老旧建筑物体：暴雨会使部分被连日雨水浸泡的边坡和建筑变得不牢固导致塌方事故，千万别在大型物体下躲雨，特别是老旧的建筑物体，远离建筑工地的临时围墙，也不要站在不牢固的临时建筑物旁边，比如广告牌。居民也应该把阳台上的杂物（包括花盆）收起来。暴雨持续的话，要及时评估藏身之处的安全性，尤其是容易发生泥石流和山体滑坡的地区。

（4）暴雨天容易遭雷击，避免在空旷地行走：雷暴天气的时候，千万不要在空旷地、水池边行走。尽量避免在雷暴天洗澡，尤其是使用太阳能热水器的人群。千万不要在雷暴天在室外接打电话。在户外空旷的自然水域钓鱼时如遇雷雨天气，应尽快收好鱼竿到安全地带避雨，防止因鱼竿过长遭到雷电袭击。

43. 暴雨天汽车如何安全出行？

（1）开启设备：暴雨天气时，视线不清、地面湿滑等容易导致行车困难。驾驶员若发觉雨太大，应立即开启示宽灯或防雾灯。遇到较强的暴风雨，再好的雨刷器也不能及时刮净前挡风玻璃上的雨水，因此一定要降低车速，谨慎变道。

（2）避让行人：由于雨天打车的人较多，因此行车时尽量不要靠近人行道。遇到行人时，应提前减速慢行，多鸣笛，耐心避让。因为路上的行人在下雨天打伞、穿雨衣之后，视线、听觉都会受到很大影响，稍不留意便会发生意外。

（3）防止打滑：因雨天路面湿滑，若车速过快或强行超车，稍动方向盘就容易造成车轮打滑。若前轮侧滑，应将方向朝侧滑的相反方向纠正；若后轮侧滑，则要将方向朝侧滑的相同方向纠正，这样可降低事故概率。

（4）注意水位：密切留意水位，一是积水是否漫到车厢内的地板或排气管，二是积水是否超过轮胎中线，若积水较深，超过以上两个标准，则不可强行通过。当水漫进车里，有继续上涨的势头时，必须离开车辆，步行至地势较高的地方。

（5）停车注意：停车时，应提前减速、轻点刹车、开启停车灯，避免因急刹车造成追尾。此外，切勿将车停入地下停车场；切勿将车驶入立交桥的底层或下沉式隧道中。

44．城市居民遇到大雨或暴雨天气如何防御？

（1）地势低洼的居民住宅区，可因地制宜采取"小包围"措施，如砌围墙、大门口放置挡水板、配置小型抽水泵等。

（2）不要将垃圾、杂物等丢入下水道，以防堵塞，造成暴雨时积水成灾。

（3）底层居民家中的电器插座、开关等应移装在离地1米以上的安全地方。一旦室外积水漫进屋内，应及时切断电源，防止触电伤人。

（4）在积水中行走要注意观察。防止跌入窨井或坑、洞中。

（5）河道是城市中重要的排水通道，不准随意倾倒垃圾及废弃物，以防淤塞。

45．居民使用燃气应当注意哪些？

（1）灶前的燃气胶管应使用耐油胶管，要定期检查，发现老化或损坏要及时更换（燃气胶管最好两年更换一次）。

（2）不要私自改动燃气管道及设施；不要在燃气管道和燃气表上悬挂杂物。

（3）使用燃气热水器时应严格按使用说明书进行，使用燃气热水器时不能紧闭门窗，室内上部要有通风孔或开一扇窗户，连续使用的时间不应过长；一旦出现头痛、头晕、恶心、呕吐、心悸、四肢无力等情况应立即打开门窗，使室内通风。如果长时间不使用，应将热水器燃气管道控制阀门关闭。

（4）要定期用肥皂水检查管道及燃气表等接头的地方，如有气泡冒出则有漏气点，要迅速正确处理。

（5）发现燃气漏气时应按以下步骤处理：迅速关闭气源总阀门（进户表前阀），严禁开关任何电器或使用电话、手机，尽快熄灭一切火种，迅速打开门窗,让燃气散发到室外,到户外拨打抢险抢修电话,通知管道燃气公司处理。发现邻居家有燃气泄漏,应敲门通知,不要使用门铃。

(6)一旦发生火灾、爆炸、泄漏等事故,不要惊慌,要立即关闭总阀门,用毛毯、被褥等浸水进行扑救,也可使用干粉灭火器等进行扑救,并及时向消防部门报警。

(7)避免老人、儿童等单独操作燃气灶具,防止发生意外。

(8)使用燃气做饭时,应有人看守,严禁长时间无人看管,防止汤水流出浇灭火焰或烧坏燃气灶而发生燃气泄漏事故。

46. 企业如何预防工伤事故的发生?

(1)加强领导,增强安全意识和安全观念,尤其要提高责任者"安全第一"的安全意识,真正落实"安全第一,预防为主"的安全生产方针。

(2)认真贯彻"管生产必须管安全"的原则,各负其责,各司其职抓好安全工作。而且安全工作不仅是安全监察部门要抓的事,每个生产主管部门都应把安全工作当作第一位的事来抓。在企业内要做到人人都关心安全、人人都过问安全,不能把安全工作只看作是安全管理部门和安全监察人员的事。

(3)加强安全教育,抓好安全技术培训,提高职工的安全素质。首先,要抓好新工人上岗前的"三级"安全教育,落实学习内容、落实学习时间,还要有专人检查落实情况。其次,要抓好特种作业人员的安全技术培训、考核发证率达95%,持证上岗率达100%。第三,抓好企业场所、生产指挥人员的安全技术培训,实行安全生产指挥证(资格证书)制度,力争培训率达100%,持证指挥生产率达100%,杜绝违章指挥的现象发生。第四,要开展经常性的安全知识教育,采取广播、电视、安全知识演讲竞赛等多种形式,以达到"人人懂安全知识、人人遵章守纪"。

(4)建立健全规章制度,强化作业现场管理。必须做到"有章必循、违章必纠",同时要抓好现场管理,还必须抓住事故多发的几个环节:一是下班前(抢速度、忽视安全);二是刚上班(思想不集中);三是节假日休假后刚上班;四是家中发生异常情况,上班前没有休息好或饮酒等。在抓作业现场管理时,必须做到对违章行为坚决制止纠正,决不能姑息迁就,发现重大事故隐患，领导必须亲临现场指挥处理。

（5）提足、用好安全技术措施费（简称技措费），改善工人作业条件。一是按照国家文件要求，按照固定资产更新改造资金的10%～20%，提足安全技措费，放在专用资金帐户上；二是用好技措费，按照上级文件规定，管好、用好技措费，真正弥补劳动保护设施的欠帐，改善作业条件，更不能挪作他用。

（6）抓好安全检查工作，及时发现隐患。安全检查可分定期和不定期的、综合性和专业性的，安全检查的频率可以因单位而异，安全检查可先发安民告示，也可采用随机抽查等办法，这样能查出事物的真实面目，检查后要抓紧进行事故隐患的整改，并且要定时复查，做到及时反馈。

（7）按时发放劳动防护用品。一是要按规定发放职工的劳动防护用品，不能以任何理由加以克扣，也不能以钱代物；二是必须保证劳动防护用品的质量，尤其是特种防护用品，一定要到劳动部门批准的定点厂家购买有验收合格证的产品，发放的防护用品必须正确使用。

（8）对发生的工伤事故要严肃认真地进行调查处理。发生事故不能隐瞒，必须如实报告，事故发生后，企业主管部门要立即报告上级劳动安全部门，并会同工会、检察院、公安局等部门组成事故调查组进行调查处理。对伤亡事故一定要本着"三不放过"原则[①]认真处理。重大事故要召开事故追查会，对事故进行认真的调查分析，并吸取教训，以防事故重复发生。

47．什么是运动损伤？运动损伤的原因有哪些？

运动损伤即在运动过程中及之后发生的各种伤害及并发症。其损伤部位与运动项目以及专项技术特点有关。如体操运动员受伤部位多是腕、肩及腰部，与体操动作中的支撑、转肩、跳跃、翻腾等技术有关。网球肘多发生于网球运动员与标枪运动员。

运动损伤的主要原因是：训练水平不够，身体素质差，动作不正确，缺乏自我保护能力，运动前不做准备活动或准备活动不充分，身体状态不佳，缺乏适应环境的训练，以及教学、竞赛工作组织不当。运动损伤中急性多

---

① "三不放过"原则是指在调查、处理事故时，必须坚持事故原因分析不清不放过，事故责任者和群众没有受到教育不放过，没有采取切实可行的防范措施不放过的原则。

于慢性，急性损伤因为治疗不当、不及时或过早参加训练等可转化为慢性损伤。

48．一般健身会出现哪些常见的运动损伤？

一般健身可能发生的意外伤害，不外乎扭伤、肌肉拉伤和骨折3种：

（1）扭伤：症状多为脚踝肌腱断裂。避免扭伤的最大诀窍就是穿一双标准、合脚的运动鞋健身。柔软、防震性佳的运动鞋可吸收来自地面的压力，减缓双脚所受的冲击，间接降低扭伤的概率，是防止运动损伤的必要装备。

（2）肌肉拉伤：大多因运动前未做热身而导致。健身教练提醒：每次健身之前要做热身运动至少5min，动作不必复杂，只要能均匀伸展四肢、活动筋骨即可。此外，运动过量也可能使肌肉拉伤。避免此状况最好的方法就是遵守教练提出的健身计划，切勿贪多求快，一开始就进行太剧烈的运动。

（3）骨折和脱臼：多数骨折或脱臼是由健身动作不正确导致，尤其是重量训练器材更易导致此种情形。运动导致的骨折以下肢为多，特别是一些强调腿部肌力锻炼的器材，如小腿抬举器等，最容易因训练过度造成小腿骨折。此类腿骨骨折可能只是骨头稍有裂缝，当时疼痛症状并不会非常明显，很容易被忽略。比较保险的做法是运动后发生不适症状应迅速就医。

49．发生急性运动损伤后应当怎样处理？

肌肉与韧带等软组织的在急性受伤后，会出现出血、发炎、红肿、疼痛等现象。因此，柔软组织受伤后，应立即接受适当的处理，以免损伤的情形恶化。对于较严重的急性运动损伤，以送医处理较佳，对较为轻微的急性运动损伤处理，则必须遵守"PRICE"的原则进行。

（1）保护（P，protect）：防范运动损伤的再发生。

（2）休息（R，rest）：表示急性受伤后应完全休息。

（3）冰敷（I，ice）：对患部施以冰疗，以避免肿胀、减少疼痛、放松肌肉、消炎。

（4）压迫（C，compress）：对患部施以压迫，避免患部肿胀。

（5）抬高（E，elevation）：将患部抬到比心脏的高度还高，避免因重力形成的肿胀。

一般而言，在急性运动损伤发生后的 24 ~ 48h 内，皆应进行 PRICE 的处理，持续的时间长短须视损伤的情况而定。冰敷通常在患部不再肿胀或不再恶化时即可停止，以伤害发生后的 1h 内处理较佳，每次冰敷的时间为 10 ~ 15min，休息 5 ~ 10min 后再进行，如此重复 3 ~ 5 次。此外，进行急性运动损伤的处理时，应特别注意肌肉最好在伸长的状态下进行，例如股四头肌拉伤紧急处理时，应在膝关节屈曲、股四头肌略微伸展的情形下进行，如此，才能获得最佳的肌肉拉伤紧急处理效果。

50. 健身前应当怎样做热身来避免运动损伤？

（1）热身运动时，除了常规的从头至脚的徒手热身方式外，身体各部位的关节、韧带、肌肉也要进行充分的活动。还可借助跑步机、健身车等进行较低强度的有氧运动。

（2）全身热身后，要进行局部关节、韧带和肌肉的针对性活动。比如当日主要练肩部，那就要对肩部进行针对性的热身，如用高位拉力器做颈前或颈后下拉，前、后各做 1 ~ 2 组，用轻重量，每组做 15 次。

（3）热身运动一般以 10min 为宜，冬季可稍长些，约 15min。热身时间不宜太短或太长，太短则热身不充分，容易出现运动损伤；太长则体力过早消耗，影响正式锻炼。

51. 健身后应当怎样放松来避免运动损伤？

锻炼后的整理放松运动也是必做的。它能使人体从运动状态平稳地回到安静状态，有利于偿还"氧债"，加速乳酸等废物的排除，快速消除疲劳，促进肌体恢复。

许多健身者不重视整理放松运动，练完就走人，虽然当时没有什么不适征兆，但第二天或下次锻炼时就可能出现肌肉疼痛或关节损伤等症状。

整理放松方法：

（1）慢跑 5 ~ 10min 能全面促进肌体恢复；练完大腿后骑阻力较小的健身车 5 ~ 10min，既能缓解大腿肌肉的紧张状态，又能恢复肌肉弹性。

（2）反方向拉伸练习。在健身锻炼结束时，适当安排与训练部位方向相反的肌肉拉长和伸展练习，对加速肌体恢复和预防运动损伤大有裨益。譬如，肩、腰部练习结束时，做单杠悬垂、提膝或前后摆动等放松练习，可迅速减轻肩腰部关节、韧带和肌肉的压力和酸痛，促进肌体恢复。

52．什么是意外伤害？常见的儿童意外伤害有哪些？

意外伤害是指突然发生的各种事件或事故对人体所造成的损伤，包括各种物理、化学和生物因素。

常见的儿童意外伤害有以下几种：

（1）窒息：包括异物、鱼刺/骨头卡喉，捂窒息，溺水等。

（2）跌落伤：包括跌、摔、滑、绊等。

（3）中毒：包括药品、腐败变质食物、化学物质、有毒气体、农药、鼠药、杀虫剂中毒等。

（4）烧烫伤。

（5）锐器伤：包括刺伤、割伤、扎伤、划伤等。

（6）钝器伤：包括碰伤、砸伤等。

（7）交通事故。

（8）触电。

（9）动物伤害：包括咬伤、抓伤、踢伤等。

53．怎样预防儿童气管异物窒息？

（1）应当教育小儿进食时细嚼慢咽，不要一边玩一边吃，也不要狼吞虎咽，进食时间控制在20～30min，避免小儿在吃东西时哭闹、嬉笑、跑跳，吃饭要细嚼慢咽。

（2）不要在进食时逗孩子玩乐或训斥孩子。

（3）不要给幼小的孩子吃炒豆、花生、瓜子等不易咬嚼的食物，更不要给小儿强迫喂药，这些都容易造成小儿气管异物的发生。

（4）在小儿的活动范围内应避免存放小物品，如小纽扣、图钉等。

（5）家长特别要注意的是，有时小儿吃东西出现呛咳后会长期反复咳嗽，按气管炎治疗仍不见好转时，就应考虑是否有支气管异物的可能，应到医院做进一步的检查。

54．儿童发生气道吸入异物应当怎样处理？

一般体积比较大的异物卡在喉咙，患者会马上出现气促，嘴唇发绀（青紫）等缺氧表现，就是人们俗称的"卡喉"，通常家人能明确知道呛到什么东西。一旦异物卡到大气道里面，家长必须先行自救，同时通知120紧急救护。自救可以采用"海姆立克急救法（Heimlich Maneuver）"。

（1）对于小婴儿，马上将其翻转过来，使其面朝下，或放在大腿上，头低脚高位，一侧手臂托其胸腹部，一手捏住其下颌骨两侧，另一手拍打其背部两个肩胛骨中间的位置，连拍1～5次；无效则改为仰卧位，双手放在腹部，向上推压数次，观察是否吐出异物。

（2）对于3岁以上的婴儿，急救者站或跪在孩子背后，一手握拳另一手放于其上，并置于患者的肚脐和胸骨的剑突间，用力向着患者的后上方挤压，用以造成胸腔压力增加而把卡住的异物挤出，推5～10次，每次间隔约3s。

（3）注意：如果家长对于实施海姆立克急救法没把握的话，在自救同时必须要呼救最近的人群以获得帮助，同时呼叫120急救中心，让医务人员尽快到达参与抢救。这是争分夺秒的抢救，若卡喉后抢救不及时，即使患儿吐出异物，也可因窒息而缺氧时间过长，造成脑细胞缺氧，留下严重后遗症。

55．老年人应怎样预防意外伤害？

老年人是一个庞大的特殊社会群体，随着我国人口老龄化趋势的发展，老年人口数量不断上升，老人的安全问题日益突出，特别是独居老人，因无人照顾而常受到意外伤害的威胁。那么，该怎样预防老年人发生意外呢？

（1）老年人行动迟缓，发生火灾往往逃之不及。平时要有针对性地加强火源管理，特别要关照老人克服日常生活中用火、用电时的粗心、麻痹和侥幸心理；冬季取暖时，防止引燃衣服或被褥；不要让老年人躺在床上吸烟；平时要注意检查老人居室的电器线路，防止电线老化短路起火；防止老年人因迷信活动引发家庭火灾。

（2）家中的热水瓶、电源插座、刀剪、玻璃器皿及其他可能对老人造成伤害的物品，应放置在隐蔽、不易拿取的地方。

（3）有煤气罐的厨房应上锁，居室及走廊的地板应防滑，最好不要打蜡。地板尽量避免反光和几何图形装饰，以适应老年人的视觉，降低跌倒风险不致因摔倒而造成骨折。

（4）年岁大的老人外出，应有人陪同乘车、走路，尽量不骑自行车外出。

（5）老年人防高温能力差，夏季容易发生中暑，在闷热高温天气应尽量避免外出，注意防暑降温。

（6）有的老人因智力障碍、记忆力下降、空间定位能力丧失，常发生走失的情况，为了便于查找，可在老人穿的衣物上标明姓名、年龄、地址、联系电话等。

（7）防止跌伤，老年人患有各种慢性病，跌伤后因为各种原因恢复较慢，会引起慢性感染，机体免疫力下降。

56．老年人跌倒的常见原因有哪些？

卫生部 2007 年公布的《中国伤害预防报告》也指出，老年人伤害的首要原因是跌倒。报告指出，我国 65 岁以上的老年居民中，有 21%～23% 的男性、43%～44% 的女性曾经跌倒过，而且跌倒发生率随着年龄的增加逐渐升高。老年人跌倒的常见原因有：

（1）组织灌注不足：高血压、心律失常、血糖不稳定、体位性低血压导致眩晕均可引起老年人跌倒。

（2）平衡功能差：老年人由于帕金森病、脑卒中、脊髓疾病、小脑退行性改变等疾病原因导致平衡功能较差，易引起跌倒。

（3）药物因素：由于老年人多数患有慢性疾病，服用的药物种类较多，药物引起的副作用无法完全避免，从而引发跌倒。

（4）感知功能障碍：由于老年人视力和听力减退、关节退行性改变导致视野不佳、对危险状况的反应不够灵敏，也常常导致跌倒。

（5）肌肉力量减退：老年人的肌肉力量、柔韧性、协调性、灵活性减退，常常导致跌倒。

57．如何预防老年人跌倒？

（1）要有效控制高血压，防止低血糖，一旦出现不适症状应马上就近坐下或搀扶其上床休息，在由卧位转为坐位、坐位转为立位时，速度要缓慢。改变体位后先休息 1～2min。

（2）适当为老年人配备助步器，借助助步器降低跌倒的危险。同时，也要加强对平衡功能差的老年人的看护，医疗机构、养老机构应对可能跌倒的老人做好标记和提醒，建立跌倒预防的备忘录。

（3）照护单位或亲人应对老人的用药情况详细掌握，避免重复用药和过量用药，对有意识障碍的老人床边要设置床挡。帕金森病患者应当遵医嘱按时服用多巴胺类药物；患骨关节炎的老人可采用止痛和物理治疗；有视力损害的老人要及时纠正。

（4）老人的居室要照明充足，看电视和阅读的时间不宜过长，避免用眼过度疲劳；老年人外出活动尽量在白天，听力障碍的老人要及时配戴并正确使用助听器，定期进行视力和听力检查。

（5）老年人根据自身情况积极参加健身运动并持之以恒，增强肌肉力量以及关节的灵活性。比较适宜老年人的运动形式有：步行、慢跑、游泳、太极拳、园艺和静力运动等。

五、健康生活方式

1．吸烟有哪些危害？

（1）吸烟减少寿命：据调查显示，平均每吸一支烟会缩短11min的寿命，当然这个数字不一定准确，但是有一点可以肯定的是，不吸烟者比吸烟者要长寿。

（2）吸烟影响睡眠质量：德国科学家的一项最新调查表明，吸烟的人睡眠时间比不吸烟的人要少，并且睡眠质量也较差。其中尼古丁是影响睡眠的罪魁祸首，睡眠质量差不仅会让人在清醒后精神状态差，一些研究还显示，如果习惯性睡眠质量差，还会产生肥胖、糖尿病、心脏病等健康问题。

（3）吸烟影响生育功能：研究调查表明，长期吸烟者的精子受精能力较不吸烟者下降了75%。罪魁祸首仍然是香烟中的尼古丁，因为精子可以识别尼古丁，并对它产生反应。长期吸烟使人精子中尼古丁受体超载，从而使受精的能力下降。

（4）吸烟增加流产危险：孕妇吸烟不仅危害自己的健康，还可能对肚子里胎儿造成伤害，香烟中所含的烟碱和尼古丁会造成全身血管病变，子宫血管因此受累。吸烟使怀孕早期容易发生流产，到中期发生怀孕期间最危险的并发症之一妊娠高血压综合征（简称妊高征）。

（5）吸烟导致肺部疾病：吸烟是慢性支气管炎、肺气肿和慢性气道阻塞的主要诱因之一。吸烟可引起中央性及外周性气道、肺泡及毛细血管结构及功能改变，同时对肺的免疫系统产生影响，从而导致肺部疾病的产生。

（6）吸烟诱发心血管疾病：研究表明，吸烟者的冠心病、高血压病、脑血管病及周围血管病的发病率明显高于不吸烟者，发病机理主要是吸烟使血管内皮功能紊乱，血栓生成增加，炎症反应加强及氧化修饰。

（7）吸烟导致骨质疏松：其原理是烟草中的尼古丁可影响钙的吸收，烟碱抑制成骨细胞，刺激破骨细胞的活性等，其他暂且不说，仅钙摄入不足就会让一部分骨钙释放入血以维持正常的血钙水平。如此，就会使骨密度降低，引发骨质疏松。

（8）吸烟致癌：吸烟致癌已经是一件公认的事实，吸烟不但是肺癌的重要致病因素之一（吸烟者患肺癌的危险性是不吸烟者的13倍），同时，吸烟与唇癌、舌癌、口腔癌、食管癌、胃癌、结肠癌、胰腺癌、肾癌和子宫颈癌的发生都有一定关系。研究表明，烟雾中的致癌物质还能通过胎盘影响胎儿，致使子代的癌症发病率显著增高。

2. 每天吸多少烟不会对身体有影响？

哪怕一天吸一支烟都对身体健康有害。吸烟时，你正在不知不觉地吸入香烟中的有害物质。香烟中的有害物质有2000多种，最主要的是烟焦油和一氧化碳，其中的成瘾物质是尼古丁。吸烟时间越长，烟量越大，吸烟的危害越大。被动吸烟同样危害身体健康。

3. 吸烟不吸到肺里是不是就不影响身体健康？

吸烟的人不可能完全避免将烟吸进肺里。因为，由香烟、烟斗或雪茄燃烧时飘出来烟或吸烟者吸烟时呼出的烟形成一种混合烟雾，吸烟者要进行呼吸，这些烟雾（称为二手烟）还是会进到肺里。在许多吸烟的场所中，二手烟是最常接触到的污染物。吸烟时喷出的烟雾可散发超过4000种气体和粒子物质，这些物质大部分都是很强烈的刺激物，其中至少有40种在人类或动物身上可引致癌病。在吸烟者停止吸烟后，这些粒子仍能停留在空气中数小时，可被吸烟者以及其他非吸烟人士吸进体内，亦可能和氡气的衰变产物混合一起，对人体健康造成更大的伤害。当吸烟危害吸烟者自身健康的同时，二手烟也影响非吸烟者，除了刺激眼、鼻和咽喉外，也会明显地增加非吸烟者患上肺癌和心脏疾病的机会。如果儿童与一些吸烟人士同住的话，他们的呼吸系统会较容易感染。其他影响包括增加或加重咳嗽、气喘、痰多的症状，损坏肺部功能，影响肺部发育。所以，无论怎样吸烟，都对身体有很大的危害。

4. 二手烟会对人体健康造成哪些严重危害？

二手烟中含有大量有害物质，不吸烟者暴露于二手烟中同样会增加多种吸烟相关疾病的发病风险。有充分的证据说明二手烟暴露可以导致肺癌、烟味反感、鼻部刺激症状和冠心病。此外，有证据提示二手烟暴露还可以导致乳腺癌、鼻窦癌、成人呼吸道症状、肺功能下降、支气管哮喘、慢性阻塞性肺疾病、脑卒中和动脉粥样硬化。

二手烟暴露对孕妇及儿童健康造成的危害尤为严重。有充分证据说明孕妇暴露于二手烟可以导致婴儿猝死综合征和胎儿出生体重降低；儿童暴露于二手烟会导致呼吸道感染、支气管哮喘、肺功能下降、急性中耳炎、复发性中耳炎及慢性中耳积液等疾病。此外，有证据提示孕妇暴露于二手烟还可以导致早产、新生儿神经管畸形和唇腭裂；儿童暴露于二手烟还会导致多种儿童癌症，加重哮喘患儿的病情，影响哮喘的治疗效果，而母亲戒烟可以降低儿童发生呼吸道疾病的风险。

值得注意的是，二手烟暴露没有所谓安全水平，而且即使短时间暴露于二手烟中也会对人体的健康造成危害。在室内环境中，无论是加装排风扇、空调还是其他装置，都无法避免非吸烟者遭受二手烟危害。唯一能够有效地避免非吸烟者暴露于二手烟的方法，就是在室内环境中完全禁烟。

5. 什么是酗酒？

医学界将酗酒定义为：一次喝 5 瓶或 5 瓶以上啤酒，或者血液中的酒精含量达到或高于 0.08g/dL。由于大量酒精会杀死大脑神经细胞，长此以往，会导致记忆力减退。还可引起脂肪肝、肝硬化等肝脏疾病，情况严重者必须进行肝脏移植才能保全性命。

6. 酗酒有哪些危害？

（1）增加脂肪：身体会首先消耗掉一部分卡路里（酒精里含有的），然后把剩下的转变成脂肪储存起来。

（2）影响视力：酒精麻痹你眼部肌肉，使眼睛无法聚焦，造成视线模糊，无法正确地计算出距离远近。同时，它还扰乱脑的协调运动功能的正常运转，很容易导致摔倒。

（3）骨质疏松：酗酒导致身体养分的加速流失，也就意味着你的骨头正在流失，减缓了身体中骨质生长细胞的活动，从而导致骨质疏松症及脆骨病。

（4）危害经期：大量饮酒的女性产生经前不快症状的可能性很高，因为酒精的高糖成分会扰乱血糖水平，并且夺走用来和经前不快症状"作战"的营养。

（5）毁掉肌肤：酒精可能使你看起来更老，因为酗酒使肌肤脱水，失去弹性，加速老化，产生更多的皱纹。

（6）增加痛苦：酒精是一种镇静剂，刚开始可以把你带到一种近乎完美的粉红色的至高虚幻境界，然后又一下子把你"拽"回到现时之中，紧随其后的就是忧郁不振。

（7）硬化肝脏：大量的临床试验证实：酒精中的乙醇对肝脏的伤害是最直接，也是最大的。它能使肝细胞发生变性和坏死，一次大量饮酒，会杀伤大量的肝细胞，引起转氨酶急剧升高；如果长期饮酒，还容易导致酒精性脂肪肝、酒精性肝炎，甚至酒精性肝硬化。据上海环境经济研究所灾害预防研究室的一项科研报告披露：近7年间，因大量长期饮烈性白酒造成酒精中毒的患者上升28.5倍，死亡人数上升30.6倍。

（8）影响消化：饮酒能导致胃病，酒精对消化道黏膜有强烈刺激作用，因此大量饮酒可能会使你的胸部和咽喉有一种很恶心的灼烧感，不好咽东西，甚至引起反胃或者反酸。因为酒精对食管和胃黏膜影响很大，会引起黏膜充血、肿胀和糜烂，导致食管炎、胃炎、溃疡病。

（9）升高血压：饮酒使血液黏稠度升高，导致心血管疾病。大量饮酒会使心率增快，血压急剧上升，极易诱发脑卒中。长期饮酒还会使心脏发生脂肪变性，严重影响心脏的正常功能。血液中的酒精浓度达到0.1%时，会使人感情冲动；达到0.2%～0.3%时，会使人行为失常；长期酗酒，会导致酒精中毒性精神病。

（10）影响胎儿：对酒精产生依赖以后，女性的大脑萎缩进程要比男性快。酒精对精子和卵子也有毒副作用，不管父亲还是母亲酗酒，都会造成下一代发育畸形、智力低下等不良后果。孕妇饮酒，酒精能通过胎盘进入胎儿体内直接毒害胎儿，影响其正常生长发育。而在丈夫经常酗酒的家庭中，平均人工流产次数比其他家庭高很多。

（11）影响肌肉：长期酗酒会影响一种关键的线粒体蛋白，从而导致线粒体无法自我修复，并影响肌肉的再生能力。

（12）影响精子：饮酒可使精子中毒，毁坏卵子，使得受精困难。

（13）影响智力：乙醇（俗称酒精）能直接通过胃黏膜被吸收入血，并很快通过血脑屏障进入大脑。酒精是一种亲神经物质，具有神经毒性作用，能直接杀伤脑细胞，使之溶解、消亡、减少。长期饮酒者脑细胞死亡速度会越发加快，脑萎缩也会越来越严重。伴随脑血流量的减少，脑内葡萄糖代谢率、脑神经细胞活性均减低，大脑功能随之衰退。

7. 如何计算自己的喝酒量是否合适？

世界卫生组织国际协作研究指出，正常情况下，男性每日摄入的纯酒精量应不超过 20g，中国现行的安全饮用标准是日酒精摄入量不超过 15g，女性摄入量应该更少一些。推荐一个摄入量计算公式，即"饮酒量 × 酒精浓度 ×0.8= 酒精摄入量"。如此推算下来，以白酒为例，一个人一次饮酒的量，低度酒不能超过 2 两（100g），中度酒不能超过 1 两（50g），烈性高度酒最好不要超过 25ml；葡萄酒度数相对较低，低度葡萄酒应控制在 5 两（250g）以内，高度则不要超过 3 两（150g），否则会伤害肝脏；市面上常见的啤酒为原麦汁 11°，其酒精含量为 3.7°。如此算来，啤酒一天饮用量不要超过 2 罐（相当于玻璃瓶的 1 瓶）。

8. 儿童肥胖有哪些危害？

（1）糖尿病：主要为儿童 T2DM（2 型糖尿病）。

（2）代谢综合征：肥胖成年人的代谢变化被总结为代谢综合征（metabolic syndrom，MS）。严重肥胖儿童的 MS 风险随 BMI 每增加 0.5-U 而增长。

（3）雄性激素过多症：多见于青少年和青年女性。肥胖的青少年女性胰岛素抵抗与腹部脂肪高度相关。肥胖和过度肥胖会使青少年女性处于月经紊乱和早期多囊卵巢综合征的高风险之中。

（4）心血管疾病：肥胖易引起各种心脏结构变化和血流动力学的改变，

过多的脂肪堆积导致血量和心输出量增加。睡眠呼吸暂停和与肥胖有关的肺通气不足可能产生肺动脉高压。在病态肥胖症，这些异常可能导致心脏病。儿童肥胖倾向于内皮功能障碍、颈动脉内膜增厚，以及早期出现主动脉和冠状动脉脂纹（fatty streaks）与纤维斑块（fibrous plaques）。儿童肥胖是儿科高血压的首要病因。

（5）呼吸问题：儿童哮喘与肥胖发生率的增长成正比。睡眠障碍肥胖儿童出现阻塞性睡眠呼吸暂停的可能性为正常体重者的4～6倍。

（6）内脏疾病：易出现非酒精脂肪肝、胆囊疾病等。

（7）整形外科问题：易出现骨畸形。过大的体重可能引起生长板的损伤，导致股骨骺滑脱、膝外翻、胫骨内翻（Blount疾病）、髌骨疼痛、扁平足、脊椎前移（背下部疼痛）、脊柱侧凸和骨性关节炎。

（8）皮肤病问题：幼童常见黑棘皮病（acanthosisnigricans），以颈后表面、腋下、体褶和关节部位出现色素沉淀过度、过度角化和柔软斑块为特征。其他的皮肤问题包括皮赘和毛发角化病。

（9）神经学问题：肥胖与特发性颅内高血压或假脑瘤有关。虽然随体重指数（BMI）的增加颅内高血压发生率可增长到15倍，但在理想体重之上10%的人，颅内高血压的风险也增加。

9. 孕妇怎样预防儿童肥胖？

准妈妈在怀孕期间确实需要多摄取营养，但应避免营养过剩，注意保持妊娠期BMI的正常；不要吸烟；保证能够耐受的中等强度的运动；如果有妊娠糖尿病，要注意控制血糖；产后和婴儿期最少要坚持3个月的母乳喂养，推迟固体食物和甜味液体的喂养。

10. 学龄前儿童怎样预防肥胖？

要养成孩子良好的用餐习惯。例如，和家人在固定地点和时间进餐，不遗漏进餐，特别是早餐；进餐时不看电视；使用小器皿，盛食物的大器皿远离餐桌；避免不必要的甜食和高脂肪食物及软饮料。

11. 儿童青少年怎样预防肥胖？

学校必须认真检查促进健康饮食的政策和规程，设立促进健康饮食习惯、健康体型和体重管理的营养教育课程；学校餐厅和自动贩卖机提供新鲜水果蔬菜和低脂肪食物，取消糖果和甜点；鼓励儿童参加体育活动，达到最低的体育标准，每周2～3次20～45min剧烈运动。

家长要鼓励孩子参加家庭间的友好运动，少乘坐电梯，购买有益健康的食物，要让孩子每天有30～60min的体力活动。在日常生活中，家长要以身作则、言传身教，还要定期帮助孩子检测体重，发现体重增加过快时，则应引起重视，及时调整。

12. 成年人肥胖的标准是什么？

目前，国际上通用体重指数（BMI）来衡量肥胖。体重指数等于体重（kg）除以身高（m）的平方。腰围是衡量腹部肥胖的一个重要指标，它反映了腹部脂肪蓄积的程度，而腹部脂肪的蓄积与一系列代谢异常有关。

中国成人超重和肥胖的体重指数和腰围界限值与相关疾病*危险的关系如下表：

分类	体重指数（kg/m^2）	腰围（cm）		
		男：<85 女：<80	男：85～95 女：80～90	男：≥95 女：≥90
体重过低**	<18.5	…	…	…
体重正常	18.5～23.9	…	增加	高
超重	24.0～27.9	增加	高	极高
肥胖	≥28	高	极高	极高

* 相关疾病指高血压，糖尿病，血脂异常和危险因素聚集。
** 体重过低可能预示有其他健康问题。

13. 肥胖症发生的主要原因有哪些？

（1）遗传因素：多项研究表明单纯性肥胖具有遗传倾向，肥胖者的基因可能存在多种变化或缺陷。一些对双胞胎、领养子女家庭和家系的调查发现，肥胖有一定的家族聚集性。双亲均为肥胖者，子女中有70%～80%的人表现为肥胖，双亲之一（特别是母亲）为肥胖者，子女中有40%的人较胖。研究表明，遗传因素在肥胖形成的作用中约占20%～40%

（2）环境和社会因素：主要与进食过量、体力活动过少、心理因素等有关。能量和脂肪摄入（尤其是饱和脂肪）的过量，不吃早餐、晚上吃得过多而运动相对较少，会使多余的能量在体内转化为脂肪而储存起来。现代交通工具的日渐完善，职业性体力劳动和家务劳动量减轻，人们处于静态生活的时间增加。这些都能导致肥胖。在中国，随着家庭成员减少、经济收入增加和购买力提高，食品生产、加工、运输及贮藏技术有改善，可选择的食物品种更为丰富。随着妇女更广泛地进入各行各业，在家为家人备餐的机会日益减少；加上家庭收入增加，在外就餐和购买现成的加工食品及快餐食品的情况增多，其中不少食品的脂肪含量过多。特别是经常去饭店参加宴会和聚餐者，常常进食过量。在遇到烦恼、愤怒等不顺心事时，有人往往以进食消愁。此外，经常性的吃肉过多（尤其是猪肉含较多脂肪和蛋白质）容易导致消化器官（肠道、肝脏）和肾脏负担过重和脂肪在体内蓄积，从而导致肥胖。

14. 超重或肥胖的成年人应当怎样合理膳食？如何准备减重膳食？

合理膳食是指一日三餐所提供的营养必须满足人体的生长、发育和各种生理、体力活动的需要。合理膳食包括改变膳食的结构和食量，通过合理膳食可以达到显著减肥的目的。应避免吃油腻食物和吃过多零食，少吃油炸食品，少吃盐；尽量减少吃点心和加餐；控制食欲，七分饱即可。尽量采用煮、煨、炖、烤和微波加热的烹调方法，用少量油炒菜。适当减少饮用含糖饮料，养成饮用白水和茶水的习惯。进食应有规律，不暴饮暴食，不要一餐过饱，也不要漏餐。

减重膳食构成的基本原则为低能量、低脂肪、适量优质蛋白质、含复杂碳水化合物（如谷类）；增加新鲜蔬菜和水果在膳食中的比重。合理的减重膳食应在膳食营养素平衡的基础上减少每日摄入的总热量；既要满足人体对营养素的需要，又要使热量的摄入低于机体的能量消耗，让身体中的一部分脂肪氧化以供机体能量消耗所需。注意饮食的能量密度（能量密度系指一定体积的食物或膳食所产生的能量），即选择体积较大而所含的能量相对低一些的食物，因 1g 脂肪提供 9 kcal 能量，而 1g 蛋白质或 1g 碳水化合物只提供 4kcal 能量。1 两（50g）煮鸡块要比 1 两（50g）炸鸡块的能量低得多。蔬菜和水果的体积大而能量密度较低，又富含人体必需的维生素和矿物质，以蔬菜和水果替代部分其他食物能给人以饱腹感而不致摄入过多能量。在平衡膳食中，蛋白质、碳水化合物和脂肪提供的能量比，应分别占总能量的15%～20%、60%～65%和25%左右。

15．超重或肥胖者应当怎样进行体育锻炼？

增加体力活动与适当控制膳食总能量、减少饱和脂肪酸摄入量相结合，促进能量负平衡，是世界公认的减重良方，即使在用药物减肥情况下，二者仍是不可缺少的主要措施。提倡采用有氧活动或运动，有氧运动多为动力型的，并有大肌肉群（如股四头肌、肱二头肌等）参与的运动，例如：走路、骑车、爬山、打球、慢跑、跳舞、游泳、划船、滑冰、滑雪及舞蹈等。因为中等或低强度运动可持续的时间长，运动中主要靠燃烧体内脂肪提供能量。没有必要进行剧烈运动以减肥。采用增加体力活动与限制饮食相结合的减体重措施，其总体效益优于单独限制饮食

各种运动和体力活动30min的能量消耗如下：

运动项目	活动30min的能量消耗（kcal）
静坐、看电视、看书、聊天、写字、玩牌	30～40
轻家务活动：纺织、缝纫、清洗餐桌、清扫房间、跟孩子玩（坐位）	40～70
散步（速度1609m/h）、跳舞（慢速）、体操、骑车（速度8.5km/h）、跟孩子玩（站立位）	100
步行上学或上班、乒乓球、游泳（速度20m/min）、骑车（速度10km/h）	120
快步走（速度1000～1200m/10min）	175
羽毛球、排球（中等）、太极拳、跟孩子玩（走、跑）	150
擦地板、快速跳舞、网球（中等强度）、骑车（15km/h）	180
网球、爬山（5°坡度）、一般慢跑、羽毛球比赛、滑冰（中等）	200
一般跑步、跳绳（中速）、仰卧起坐、游泳、骑车（速度19～22km/h）、山地骑车	200～250
上楼、游泳（速度50m/min）、骑车（速度22～26km/h）、跑步（速度160m/min）	300

16．减肥运动过程中需要注意哪些问题？

活动时应有准备活动和放松活动，以减肥为目的的运动时间应延长些；但是运动量可循序渐进，由小运动量开始，每日安排30min，待适应后再

逐步增加至所应达到的目标。每天 30 ~ 60min 甚至更多时间的活动不要求一定是连续的，每次活动的总时间可以累加，但每次活动时间最好不少于10min。应注意逐渐增加运动量和强度，避免过量，以预防急性和慢性肌肉关节损伤，过量的运动负荷会使免疫功能下降。对有心、肺疾病或近亲中有严重心血管病史者，在决定进行剧烈活动前，最好按照医生的建议逐步增加活动量。在剧烈活动前应有充分的热身和伸展运动，逐渐增加肌肉收缩和放松的速度，可改善心肌氧供应，增加心脏的适应性。运动后要有放松活动，让体温慢慢下降，使肌张力逐渐降低，以减少肌肉损伤和酸痛的概率。

如出现以下症状时，应立即停止运动：

（1）心跳不正常，如出现心率比日常运动时明显加快、心律不齐、心悸、心慌、心率快而后突然变慢等。

（2）运动中或运动后即刻出现胸部、上臂或咽喉部疼痛或沉重感。

（3）特别眩晕或轻度头痛、意识紊乱、出冷汗或晕厥。

（4）严重气短。

（5）身体任何一部分突然疼痛或麻木。

（6）一时性失明或失语。

17. 什么是膳食结构？

膳食结构是指膳食中各类食物的数量及其在膳食中所占的比重，由于影响膳食结构的这些因素是在逐渐变化的，所以膳食结构不是一成不变的，人们可以通过均衡调节各类食物所占的比重，充分利用食品中的各种营养，达到膳食平衡，促使其向更利于健康的方向发展。

18. 中国居民的膳食结构应当遵循哪些原则？

（1）食物多样，谷类为主，粗细搭配。

（2）多吃蔬菜水果和薯类。

（3）每天吃奶类、大豆或其制品。

（4）常吃适量的鱼、禽、蛋和瘦肉。

（5）减少烹调油用量，吃清淡少盐膳食。

（6）食不过量，天天运动，保持健康体重。

（7）三餐分配要合理，零食要适当。

（8）每天足量饮水，合理选择饮料。

（9）如饮酒应限量。

（10）吃新鲜卫生的食物。

19. 中国居民平衡膳食宝塔是什么？

中国居民平衡膳食宝塔是根据《中国居民膳食指南》，结合中国居民的膳食结构特点而设计的食物定量指导方案，它把平衡膳食的原则转化成各类食物的重量，并以直观的宝塔形式表现出来，直观地告诉居民食物分类的概念及每天各类食物的合理摄入范围，便于居民理解和在日常生活中实行。

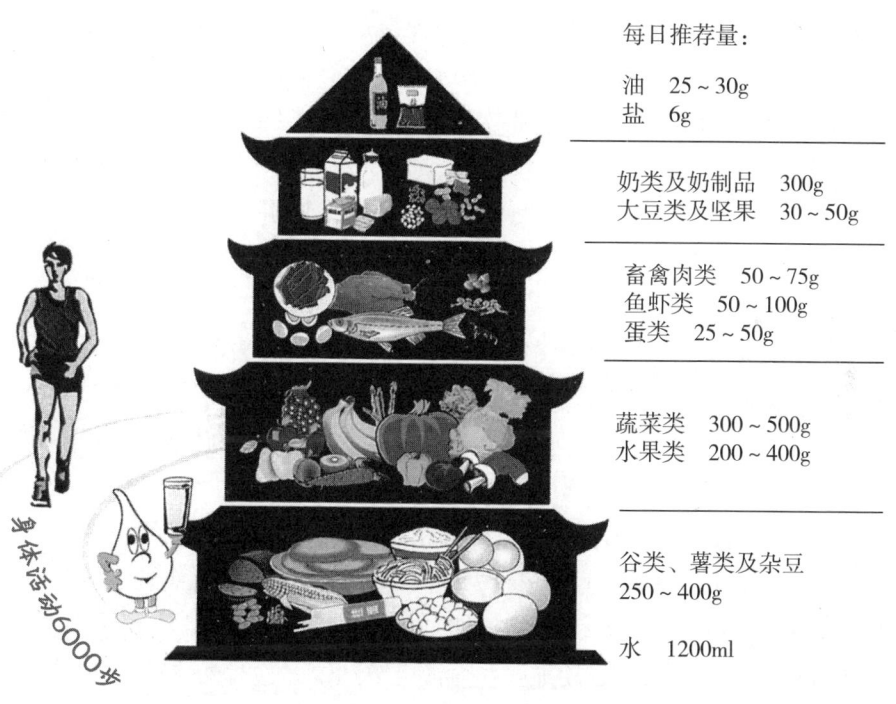

中国居民平衡膳食宝塔

20. 哪些不良饮食习惯会对健康产生影响？

（1）电视佐餐：会引起肠胃等消化道的疾病，与家人的沟通减少，容易造成性格孤僻。

（2）润喉片当作糖："是药三分毒"，如果咽喉无明显炎症时滥用润喉片，可抵制口腔及咽喉内正常菌群的生长，导致疾病发生。

（3）偏食：偏食会影响健康状况，引起营养不良，易患呼吸道疾病，身体抵抗能力差。

（4）零食当正餐：零食过量会影响食欲，妨碍正餐的摄入量，从而影响身体正常功能的发育。

（5）电脑佐餐：用餐时及餐后长时间坐在电脑前，使肠胃功能下降，另外对饮食没有选择常常导致食物营养摄入不足。

（6）常吃"小食品"常顾"小食摊"：一些小食品加工厂为扩大销售，降低成本，大量使用色素，甚至使用非食用色素，利用色素来吸引孩子们购买，长期食用色素超标的食品对身体极为有害。街边小食摊，缺乏卫生条件，正处于发育阶段的学生长期食用不洁净的食品，后果将不堪设想。

（7）饮料当水：常见的工业饮料中含有的化学物质，往往能改变人体的化学环境。我们所需要的"水"，是没有什么可以取代的。茶、咖啡、酒、碳酸饮料，甚至牛奶和果汁，它们和水都不是一回事。

（8）拒喝牛奶：牛奶可以提供优质蛋白质的食物，具有人体必需的微量元素和氨基酸，拒绝喝牛奶会造成身体营养不良。

（9）好吃烧烤：吃熏烧食物太多是有害健康的，时间久了就会引起胃肠功能失调，而且体内长期摄入熏烧太过的蛋白类食物易诱发癌症。

（10）不吃早餐：不吃早餐严重伤胃，常常引起低血糖而影响脑组织，易出现消化系统疾病、肥胖、血管硬化、便秘等。

（11）晚餐过于丰盛：易引起尿路结石、血脂升高、失眠等。

（12）咖啡成瘾：降低受孕率，胆固醇升高，易患心脏病等。

（13）餐后吸烟：饭后吸一支烟，中毒量大于平时吸十支烟的总和。因为人在吃饭以后，胃肠蠕动加强，血液循环加快，这时人体吸收烟雾的能力进入"最佳状态"，烟中的有毒物质比平时更容易进入人体，从而加重了对人体健康的损害程度。

（14）饮水不足：易导致脑老化，诱发脑血管及心血管疾病，影响肾脏代谢功能。

（15）吃得过咸：增加高血压、胃癌等病的发病率。

（16）吃味精过多：味精的主要成分为谷氨酸钠，在消化过程中能分解出谷氨酸，后者在脑组织中经酶催化，可转变成一种抑制性神经递质，使人体中各种神经功能处于抑制状态，从而出现眩晕、头痛、嗜睡、肌肉痉挛等一系列症状；有人还会出现焦躁、心慌意乱；部分体质较敏感的人甚至会觉得骨头酸痛、肌肉无力。当食用味精过多，超过机体的代谢能力时，还会导致血液中谷氨酸含量增高，限制人体对钙、镁、铜等必需矿物质的利用。此外，味精还会影响婴幼儿及青少年的生长发育。

（17）吃饭方式多为集体进餐：相互夹菜增加了疾病的传染概率。

（18）喜欢吃动物内脏：动物内脏中含有较多的胆固醇，易诱发与加重动脉粥样硬化。

（19）烹调多采用煎、炒、烹、炸等方法：增加了患癌症的机会。

（20）喜欢吃含脂肪较高的红肉（猪、牛、羊肉）：红肉的肌肉纤维粗硬、脂肪含量较高，易患结肠癌、乳腺癌、冠心病等慢性病。

（21）喜欢吃咸鱼、咸肉、咸菜等腌制食品：腌制食品中含有较多的亚硝酸盐，增加了患癌症的机会。

（22）喜欢吃各种卤肉：卤肉中的肉桂、茴香等香料不但性温燥，容易让人上火，而且含有一定量的黄樟素，有一定的诱变性和毒性，容易致癌。

（23）大摆筵席请客：在宴席上饮大量白酒，或暴饮暴食，或烟酒同时来，不但造成浪费，而且对身体健康极为不利，容易诱发多种疾病。

21．长期熬夜对健康有哪些影响？

（1）免疫力下降：总是熬夜，会直接导致疲劳、精神不振，免疫力下降，从而引起感冒、胃肠感染、过敏等自主神经失调症状。

（2）头疼：熬夜的隔天，上班或上课时总是会头昏脑涨、注意力无法集中，甚至会出现头疼的情况，长时间熬夜、失眠对记忆力也有无形的损伤。

（3）皮肤外观及精神状态改变：过度疲劳，造成眼睛周围的血液循环不良，而引起黑眼圈、眼袋或是白眼球布满血丝。同时还会出现皮肤干燥、黑斑、青春痘。长时间熬夜会慢慢地出现失眠、健忘、易怒、焦虑不安等神经、精神症状。

22. 什么是心脑血管疾病？

心脑血管疾病就是心脏血管和脑血管疾病的统称，泛指由于高脂血症、血液黏稠、动脉粥样硬化、高血压等所导致的心脏、大脑及全身组织发生缺血性或出血性疾病。是一种严重威胁人类，特别是 50 岁以上中老年人健康的常见病，即使应用目前最先进、完善的治疗手段，仍可有 50% 以上的脑血管意外幸存者生活不能完全自理，全世界每年死于心脑血管疾病的人数高达 1750 万人，居各种死因首位（参考《世界卫生组织报告：全球十大死亡原因（2000 年至 2012 年）》）。

23. 心脑血管疾病的病因有哪些？

（1）高血压：长期高血压可使脑动脉血管壁增厚或变硬，管腔变细，进而影响心脏和脑部供血。当血压骤升时，脑血管容易破裂发生脑出血；或已硬化的脑部小动脉形成一种栗粒大小的微动脉瘤，当血液波动时微动脉瘤破裂造成脑出血；或高血压加快动脉硬化过程，动脉内皮细胞损伤，血小板易在伤处聚集，又容易形成血栓，引发心肌梗死或脑梗死。

（2）血液黏稠：现代生活节奏紧张，家庭、事业的压力越来越大，人们的情绪也愈来愈不稳定；同时，过量饮酒、摄入太多脂肪、缺少必要的运动，加之生活环境的污染，导致人体新陈代谢速度减慢，血液流速会减慢，血黏度迅速升高，造成心脑供血不足，如果不及时调理，将会引发冠心病、高血压、脑血栓等心脑血管疾病。

（3）吸烟：吸烟者比不吸烟者发病率高得多，蛛网膜下腔出血多 3 ~ 5.7 倍，脑梗死的危险因素中，吸烟占第一位。烟碱可促使血浆中的肾上腺素含量增高，促使血小板聚集和内皮细胞收缩，引起血液黏滞因素的增多。

（4）血管壁平滑肌细胞非正常代谢：众所周知，血管组织和人体的其他组织一样在一定周期内完成血管壁平滑肌细胞新陈代谢的过程，但是由于新的细胞组织不能正常形成，使血管壁本身存在"缺陷"，这样就容易产生炎症，血管收缩不畅，就像一条破烂不堪的旧管道，随时都有阻塞或破裂的可能。血管是血液流通的重要通道，同时也受神经系统的支配，因此神经系统不正常也能够导致供血的紊乱。

（5）酗酒：酒精摄入量与出血性卒中有直接的剂量相关性。每天酒精摄入大于50g者，发生心脑梗死的危险性增加。长期大量饮酒可使血液中血小板增加，进而导致血流调节不良、心律失常、高血压、高血脂，使心脑血管病更容易发生。小量饮酒有益，大量饮酒有害。

（6）糖尿病：糖尿病是心脏病或缺血性卒中（脑梗死）的独立危险因素，随着糖尿病病情进展，会逐渐出现各类心脑血管并发症，如冠状动脉粥样硬化、脑梗死、下肢动脉粥样硬化斑块的形成等。

（7）其他：如肥胖、恶性肿瘤、胰岛素抵抗、年龄增长、性别、种族、遗传等都是与心脑血管疾病相关的危险因素。

综上所述，心脑血管疾病是基因—环境（外环境、生活方式）交互作用的结果。千万不要单纯地考虑血液的变化对血管的影响，要全面考虑、仔细分析心脑血管疾病产生的原因，进行多元化的治疗才是最有效和最根本的。

24．怎样预防心脑血管疾病？

（1）防止栓塞：冬季寒冷时要十分注意保暖，防止血管尤其是冠状动脉收缩、痉挛从而导致供血不足，并可能导致栓塞。

（2）注意晨练时间和量度：晨练不宜过早过量，因为睡眠时人体各神经系统处于抑制状态，活力不足，晨起时突然大幅度锻炼，神经兴奋性突然增高，极易诱发心脑血管疾病。

（3）注意饮食习惯：饮食清淡为主，注意脂类、醇类不宜过多，以防因年龄增长及不合理运动导致体内的血脂过高，从而导致血栓形成。

（4）多吃富含精氨酸的食物：如海参、泥鳅、鳝鱼及芝麻、山药、银杏、豆腐皮、葵花子等。这类富含精氨酸补肾填精的食物有助调节血管张力、抑制血小板聚集的血管舒张因子的合成，减少血管损伤。

（5）控制血压和血脂是关键：将血压控制在比较理想的范围内，是预防心脑血管疾病的重中之重。同时，要控制血脂，老年人可适当服用调脂药物。

（6）进补要适度：我国民间素有冬季进补的习惯，冬季人们运动本来就少，加之大量进补热性食物和滋补药酒，很容易造成血脂增高，诱发心脑血管疾病，因此冬季进补一定要根据个人的体质进行。

25. 如何预防高血压？

采取健康的生活方式可以有效地预防高血压的发生。

（1）定期测量血压：对有高血压家族史的人，从儿童起就应定期检查血压。正常小儿的收缩压＝年龄×2＋80（mmHg），舒张压为收缩压的2/3～3/5。学龄儿童正常最高值为120/80mmHg。对无高血压家族史的人，从35岁起应定期测量血压，即便是无任何自觉不适（早期高血压或持久性高血压可不产生明显的主观症状），每年也至少需测量血压2～3次。当出现头晕、头痛、耳鸣、失眠、心慌、胸闷、无力、视物模糊、颈项僵硬、头皮麻木、尿少、浮肿等情况时，要及时测量血压。

（2）限盐：研究证明摄盐量与高血压发生率成正相关。终生低钠的人群，几乎不发生高血压。世界卫生组织规定，每人每天的食盐摄入量为3～5g（不超过6g），对预防高血压有良好的作用。有高血压家族史的人，最好每天只吃2～3g盐。

（3）戒烟限酒：吸一支烟有时可使血压上升25mmHg。尼古丁作用于血管运动中枢，同时还使肾上腺素分泌增加，引起小动脉收缩。长期大量吸烟，可使小动脉持续收缩，久之动脉壁变性、硬化、管腔变窄，形成持久性高血压。酒精是纯量食物，是继烟草之后引发心脑血管病的第二大杀手，请一定限酒。高血压患者建议戒酒。正常健康人每日饮酒量：白酒50g（1两），或红酒100～150g（2～3两），或啤酒250g（半斤），女性减半。切忌：不可空腹饮酒。

（4）控制体重：肥胖能增加心脏负担，导致心脏肥大，出现心绞痛、心力衰竭，还可导致动脉硬化，易发生高血压和脑溢血等。少食多餐，控制高糖、高脂食物，积极参加体育锻炼。

（5）适量运动：适量的运动，能舒筋活络，畅通气血，缓解人的紧张情绪，有利于控制血压。一般来说，可选择户外散步、慢跑、打太极拳、气功等节奏缓慢、运动量小的项目，且以自己活动后不感到疲倦为度。冬季老年人宜在室内运动，也可做爬楼梯运动，但一定要慢!

（6）及时控制临界高血压：临界高血压是指收缩压在120～139mmHg和/或舒张压在80～89mmHg，是从理想血压到确诊高血压的过渡阶段。对临界高血压首先应用非药物疗法。除了上面介绍的措施外，还可用理疗、针灸等，多可收到良好效果。

（7）避免精神过度紧张：要做到"得意淡然，失意泰然"，学会遇事要冷静，遇到不顺心的事，要会克制自己。学会释放心中不快的方法，如多与家人、老朋友交谈，说出自己的想法和要求；每欲要发火时，便离开现场，去做别的事情，或改换话题，分散注意力，从而使怒气怨言得到化解。尽量减少情绪波动，保持血压相对稳定。

（8）饮食宜清淡：食物多样，谷类为主，多吃蔬菜、水果和薯类，常吃奶类、豆类或其制品，经常吃适量鱼、蛋、瘦肉；少吃肥肉和荤油，饮酒应适量，每餐不宜过饱，特别是晚餐要吃得少些；品茶宜清淡，特别是睡前忌饮浓茶和咖啡。

（9）合理休息：注意休息，避免过度劳累。做到起居规律，早睡不熬夜，每日保证 7～8h 的睡眠时间。

26．怎样预防糖尿病？

树立正确的"进食观"并采取合理的生活方式，可以最大限度地降低糖尿病的发生率。糖尿病是一种非传染性疾病，其发生虽有一定的遗传因素，但起关键作用的还是后天的生活和环境因素。现已知道，热量过度摄入、肥胖、缺少运动是发病的重要因素。低糖、低盐、低脂、高纤维、高维生素，是预防糖尿病的最佳饮食配伍。对体重进行定期监测，将体重长期维持在正常水平是至关重要的。体重增加时，应及时限制饮食，增加运动量，使其尽早回落至正常。要使运动成为生命的一个重要组成部分、终身的习惯。运动不但可消耗多余的热量，维持肌肉量，而且能提高充实感和欣快感。当然运动要讲究科学和艺术，要循序渐进、量力而行、照顾兴趣、结伴进行，以易于获得效果和便于坚持。要戒烟和少饮酒，并杜绝一切不良生活习惯。双亲中患有糖尿病而本人又肥胖多食、血糖偏高、缺乏运动的高危人群，尤其要注意预防。

27．中老年人如何预防肿瘤？

（1）不吸烟，不使用烟碱产品。

（2）定期进行癌症检查（结肠癌、乳腺癌、前列腺癌、子宫癌和皮肤癌等），并询问医生身体检测的年龄和时间间隔要求。

（3）控制饮酒，每天男性不得超过两瓶啤酒，女性每天不得超过一瓶啤酒。但并不是说可以积攒一周的酒水，然后在周末晚上尽情畅饮。

（4）保护皮肤免遭太阳照射，每次外出时使用防晒霜或戴宽边太阳帽和太阳镜。

（5）积极参加身体锻炼，日常经常快走、骑自行车、跳舞以及任何能够加快心跳和流汗的运动。

（6）依据身高控制体重在正常范围内，使体重符合 BMI。

（7）避免更年期激素治疗，如果需要摄入激素，必须限制激素治疗时间在 5 年之内。

（8）认为需要进行药物治疗，最好先向医生进行咨询，这样可以减少患癌症的概率。

（9）避免暴露于有致癌物质的环境中，辐射暴露和一些化学物质可以致癌。

（10）日常多吃一些预防癌症的食物，如蔬菜水果能够有效降低多种癌症的患病率，尤其是结肠癌。平均每天食用红肉不超过 4 盎司（约 113g），避免吃香肠和熏香肠等加工肉食，每天吃多种非淀粉类蔬菜和水果。尽可能减少含糖量高的食物和饮料的摄入，少吃精细面包和油炸食品。

28．中老年人如何预防呼吸系统疾病？

（1）要有一个空气洁净、环境优美的生活场所：改善环境卫生，做好防尘、防毒、防大气污染工作，加强个人保护，避免烟雾、粉尘、刺激性气体对呼吸道的影响，坚持每天呼吸新鲜空气。

（2）生活规律：要根据体质情况，每日坚持适当的体力运动，经常接受室外日光照射和户外活动。冬季加强耐寒锻炼，增强体质，提高抗病能力。在气候骤变和寒冷季节，要注意保暖，避免受凉，预防感冒、流感、慢性支气管炎和其他各种传染病。

（3）戒烟限酒：烟酒对健康有害早已被国内外科学家广泛证实。烟叶中含尼古丁、3,4-苯并芘、亚硝胺等 49 种毒物，对人体毒害极大。长期大量吸烟会引起肺癌和阻塞性肺气肿。酗酒可引起消化系统和心脑血管疾病，对呼吸系统也有严重影响。因此，中老年人应禁止吸烟，不要养成长期饮酒和酗酒的不良习惯。

（4）保持情绪稳定：心胸开阔，不多愁善感，生活不紧张，有病早治疗，避免乱用药物而影响身体健康。

（5）饮食要平衡：多吃蔬菜、水果类食物，尽量少吃高热量及动物脂肪类食物。每天保证蛋白质食物的摄入量。多饮水，冬春季可经常食用一些酸辣汤，对预防呼吸道疾病有一定作用。

（6）避免吸入杂质：经常吸入二氧化硅、煤尘或棉纱纤维会导致肺纤维化和老化，易患矽肺、煤肺和尘肺病。因此，中老年人应尽量避免到灰尘多的场所去，不得不去时，最好先净化环境，同时佩戴防尘口罩。室内打扫应先洒水，以免扬起灰尘，污染空气。

（7）防止受凉。

（8）呼吸肌力量的锻炼：经常做扩胸运动、深呼吸、腹式呼吸有利于呼吸肌群的发育和健壮，可利用这些运动来增强呼吸肌的力量。

29．中老年人哪些部位容易发生骨折？

中老年人最常见的骨折为髋部骨折（股骨颈骨折、股骨转子间骨折）、腰椎压缩性骨折和桡骨远端骨折。中老年人发生骨折后多数需要手术治疗，加上年纪大、生活自理能力较差，或伤前患有高血压、冠心病、中风、糖尿病等疾病，预后往往较差。

30．中老年人如何预防骨折？

首先，要预防或延缓骨质疏松的发生。在日常饮食中，应多吃些富含钙质的食物，如虾皮、豆制品、芝麻、牛奶等。特别是牛奶，含钙量比较高。若坚持每天喝一杯牛奶，效果将优于单纯补钙。另外，还应经常进行一些力所能及的体育锻炼。冬季锻炼时最好能与"日光浴"结合起来，如到户外散步，同时接受阳光的照射。这样可促使人体内合成更多的维生素D，促进钙质的吸收。中老年人还要改掉一些不良的生活习惯，如吸烟、过量饮酒、少动多坐及嗜好低钙饮食等，这些不良习惯都容易诱发骨质疏松症。

其次，要防止外伤的发生。临床资料表明，跌跤是很多中老年人发生骨折最直接的原因。而中老年人跌跤并非都发生在冰天雪地的室外，恰恰相反，大多数中老年人冬季都在室内活动，因此跌跤也多半发生在室内。所以，中老年人要特别注意"室内防摔"。要防止中老年人在室内跌跤应做到以下6点：①居室的温度应保持在18℃左右，这样可减少穿衣，活动轻便；②居室里物品的摆放，要以不妨碍行走为原则；③居室里桌椅等家具应稳固，不能摇摆晃动；④居室里的地板和鞋子要防滑，最好不要穿拖鞋；⑤楼梯、过道、卫生间的照明要充足，地面要保持干燥，不要有积水；⑥浴室和坐便器旁边要安装可供中老年人方便使用的把手。

31．男性怎样预防前列腺肥大？

（1）要养成良好的生活习惯，掌握前列腺疾病的相关知识。避免酗酒和过食辛辣食物。不要长时间久坐或骑车。注意局部保暖。增强机体的免疫力和抗病能力。

（2）定期排放前列腺液，可以缓解前列腺的胀满感，促进前列腺液的不断更新，有助于前列腺功能的正常发挥和前列腺功能异常患者的康复。

（3）居所处清洁，建议饮食生活规律，少食用辛辣刺激、高脂油腻食物，生活规律。

（4）睡前做自我按摩，以达到保健的目的。操作如下：取仰卧位，左脚伸直，左手放在神阙穴（肚脐）上，用中指、食指、无名指三指旋转按摩，同时用右手三指放在会阴穴部位旋转按摩，一共100次。

（5）多吃含有锌的食物。前列腺肥大是老年常见病，锌的含量和前列腺有密切关系：锌缺乏可使前列腺组织中铜锌比值增高，铜可干扰有关雄性激素的代谢，主要使$3\alpha-3\beta$-羟基类固醇脱氢酶活性降低，使双氢睾酮含量增高，导致前列腺组织异常增生。

32．怎样预防白内障？

白内障是致盲的重要原因，所以，白内障一旦出现，患者应该及时进行治疗。白内障的治疗通常也是手术治疗，因为手术治疗效果明显，但也存在一定的危险性。其实，最好的办法还是做好白内障的预防，避免白内障的发生，这样才是保护眼睛的最好方法。如何正确预防白内障呢？

（1）注意精神调摄：遇事泰然处之，心胸应宽广，保持情绪舒畅，要制怒。培养养花、养鸟、养金鱼的兴趣陶冶情操，多与年轻人交谈，能分散对不愉快事情的注意，激起旺盛的生活热情，起到阻止和延缓病情进展的作用。

（2）加强用眼卫生：平时不用手揉眼，不用不洁手帕、毛巾擦眼、洗眼。用眼过度后应适当放松，久坐工作者应间隔 1~2h 起身活动 10~15min，举目远眺或做眼睛保健操。要有充足的睡眠，及时恢复体力，缓解疲劳。

（3）积极防治慢性病，包括眼部的疾患及全身性疾病。尤其是糖尿病，最易并发白内障，要及时有效地控制血糖，防止病情的进一步发展。

（4）饮食宜含丰富的蛋白质、钙、微量元素，多食含维生素 A、B、C、D 的食物。平时多食鱼类，能保持正常的视力，延缓病情的进展。

（5）吸烟者易患白内障已被实验证实，应及早戒烟。

33. 什么是阿尔茨海默病？怎样预防？

阿尔茨海默病（AD）是一种起病隐匿的进行性发展的神经系统退行性疾病。临床上以记忆障碍、失语、失用、失认、视空间技能损害、执行功能障碍以及人格和行为改变等全面性痴呆表现为特征，病因迄今未明。65 岁以前发病者，称早老性痴呆；65 岁以后发病者，称老年性痴呆。对阿尔茨海默病的预防，应该从不惑之年（40 岁）开始，在知天命之年（50 岁）加强，到花甲之年（60 岁）成定规。

（1）养成良好的生活习惯：首先是合理安排饮食，食物一定要多样化，要多吃一些健康食物，如核桃、豆类及其制品、鱼类、瘦肉、瓜子、花生和新鲜蔬菜、水果等。起居要有规律，保证每天睡眠不少于 8h。

（2）积极防治各种慢性病：研究证明，高血压、动脉硬化、高血脂、糖尿病、冠心病、脑中风及慢性支气管炎等慢性疾病与痴呆的发生有密切关系。

（3）多用脑，畅情志：勤用脑，多思考，陶冶情操，乐观向上，要主动用脑、勤动手，并在动手中用脑。

（4）适当进行体育锻炼，增强体质：根据自身特点，选择一两种适宜的锻炼方式，如散步、慢跑、打太极、做健身操、打门球等。

34. 吸烟会影响人体消化系统吗？

据统计资料表明：每日吸 10 支烟的人，20%~30% 可患有胃炎，每日吸 20 支烟的人 40% 可患有胃炎。吸烟还能大大增加胃癌的发病率，据有关国内吸烟人群的调查发现，吸烟人群胃癌的发病率为 1.93‰，不吸烟的人群为 0.43‰，两者相比，差异是很明显的。因此，吸烟肯定会对人体消化系统产生危害：

（1）烟可引起味觉功能障碍和食欲减退。长期吸烟的人，由于烟雾直接经过口舌，在烟碱的反复刺激下，舌表面的味蕾会逐渐被破坏掉，从而产生味觉缺失，不能有效地刺激大脑的食欲中枢，于是产生了食欲减退。

（2）吸烟会引起反流性食管炎。香烟中的尼古丁作用于迷走神经，使食管下括约肌松弛，含胃酸和胃蛋白酶的胃液就容易反流进食管，刺激并损伤食管黏膜，引起食管炎。因此，经常大量吸烟的人，非常容易诱发或加重反流性食管炎，产生烧心感和反酸，甚至造成吞咽困难。

（3）吸烟能引起慢性胃炎和消化性溃疡。香烟中的尼古丁能作用于迷走神经系统，使胃肠的功能活动紊乱，使胃与小肠的接口处，即幽门括约肌松弛，胆囊收缩，其结果是碱性的胆汁、肠液容易反流入胃，刺激、损伤胃黏膜，从而产生慢性胃炎和消化性溃疡。

（4）吸烟还可使肠道运动功能紊乱，造成蠕动亢进或抑制，加重腹泻或便秘的症状。

（5）近年来研究发现，吸烟还影响胃黏膜合成前列腺素。前列腺素能使胃黏膜微循环血管扩张，改善胃的血液循环，对保护胃黏膜的完整性有重要作用。前列腺素合成一旦减少，胃黏膜的保护因素也随之减少，这样就会给胃黏膜的修复增加困难。

35．怎样预防消化系统疾病？

消化系统疾病范围比较大，原因比较多，但是除肠道传染病外，其他众多消化系统疾病，从预防角度来说，又有共同性。消化系统常见病主要有食管炎、急慢性胃炎、消化性溃疡、胃下垂、脂肪肝、酒精肝、胆囊炎、胰腺炎、肠易激综合征等。这些疾病的特点是与饮食有极大的关系。民以食为天，消化系统是我们补充营养、补充能量的主要渠道，如果消化系统有了疾病，有美味不能吃、吃不下，是件十分遗憾的事。我们的消化系统要用一辈子，必须好好维护，善待才是。

预防方法：

（1）膳食结构合理，少吃不容易消化的东西，山珍海味一次不可吃得太多，多吃易消化的食品。

（2）食物要清洁卫生，少吃辛辣食品。

（3）一日三餐要有规律，不要过饱，也不要养成不吃早饭等的坏习惯。

（4）不要吃太多油腻、生冷、过硬的食品。

（5）饭后可以做散步等活动，不要进行激烈运动。

（6）戒烟、戒酒。

（7）养成每天大便一次的好习惯。

36．怎样预防颈椎病？

（1）了解有关颈椎病的知识，掌握用科学的手段防治疾病。

（2）加强颈肩部肌肉的锻炼，在工间或工余时，做头及双上肢的前屈、后伸及旋转运动，既可缓解疲劳，又能使肌肉发达，韧度增强，从而有利于颈段脊柱的稳定性，增强颈肩顺应颈部突然变化的能力。

（3）避免高枕睡眠的不良习惯，高枕使头部前屈，增大下位颈椎的应力，有加速颈椎退变的可能。

（4）注意颈肩部保暖，避免头颈负重物，避免过度疲劳，坐车时不要打瞌睡。

（5）及早彻底治疗颈肩、背部软组织劳损，防止其发展为颈椎病。

（6）劳动或走路时要防止闪挫伤。

（7）长期伏案工作者，应定时改变头部体位，按时做颈肩部肌肉的锻炼。

（8）注意端正头、颈、肩、背的姿势，不要偏头耸肩，谈话、看书时要正面注视。要保持脊柱的正直。

（9）在中医指导下，可适当少量服用胡桃、山萸肉、生地、黑芝麻等补益肾髓、强壮筋骨的中药，有推迟肾与关节退变的作用。

37．预防颈椎病应当注意哪些姿势的纠正？

颈椎病的主要诱因是工作学习的姿势不正确，良好的姿势能减少劳累，避免损伤。低头时间过长，使肌肉疲劳，颈椎间盘出现老化，并出现慢性劳损，会继发一系列症状。最佳的伏案工作姿势是颈部保持正直，微微前倾，不要扭转、倾斜，外涂颈肩松按摩膏；工作时间超过1h，应该休息几分钟，做些颈部运动或按摩；不宜头靠在床头或沙发扶手上看书、看电视。

38．预防颈椎病应当用什么样的枕头？

人生的 1/3 是在床上度过的，枕头的高低软硬对颈椎有直接影响，最佳的枕头应该是能支撑颈椎的生理曲线，并保持颈椎的平直。枕头要有弹性，枕芯以木棉、中空高弹棉或谷物皮壳为宜。喜欢仰卧的，枕头的高度为 5cm 左右（受压以后的高度）；喜欢侧卧的，高度为 10cm 左右。仰卧位时，枕头的下缘最好垫在肩胛骨的上缘，不能使颈部脱空。其实，枕头的真正名字应该叫"枕颈"。枕头不合适，常造成落枕，反复落枕往往是颈椎病的先兆，要及时诊治；另外要注意的是枕席，枕席以草编为佳，竹席一则太凉，二则太硬，最好不用。

39．骨质疏松症有哪些症状和危害？

骨质疏松症是以低骨量及骨组织微结构退变为特征的一种全身性代谢骨病，伴有骨脆性增加，易于发生骨折，是目前世界上绝经后妇女、中老年人中发病率、死亡率及保健费用消耗较大的疾病之一，骨质疏松症被称为"无声杀手"，是因为人们无法感觉到骨质的慢慢流失，早期无症状，到妇女绝经后及中老年人感到腰酸背痛、腰弯驼背、身高变矮时，都认为是人到中年，人老骨脆是自然发展规律，不像急性心肌梗死、脑出血立即危及生命，恶性肿瘤来去匆匆凶险、可怕而受到重视。骨质疏松症的症状和危害有以下几点：

（1）疼痛：疼痛是原发性骨质疏松症最常见的症状，以腰背痛多见，占疼痛患者中的 70%～80%。疼痛沿脊柱向两侧扩散，仰卧或坐位时疼痛减轻，直立时后伸或久立、久坐时疼痛加剧，日间疼痛轻，夜间和清晨醒来时加重，弯腰、肌肉运动、咳嗽、大便用力时加重。

（2）身长缩短、驼背：多在疼痛后出现。脊椎椎体前部几乎多为松质骨组成，而且此部位是身体的支柱，负重量大，容易压缩变形，使脊椎前倾，背曲加剧，形成驼背，随着年龄增长，骨质疏松加重，驼背曲度加大，致使膝关节挛拘显著。

（3）骨折：这是退行性骨质疏松症最常见和最严重的并发症。

（4）呼吸功能下降：胸、腰椎压缩性骨折，脊椎后弯，胸廓畸形，可使肺活量和最大换气量显著减少，患者往往可出现胸闷、气短、呼吸困难等症状。

40. 怎样预防骨质疏松?

应注意合理膳食营养,特别是儿童和青少年,要多食用含钙、磷高的食品,如鱼、虾、牛奶、乳制品、骨头汤、鸡蛋、豆类、杂粮、绿叶蔬菜等。坚持科学的生活方式,如坚持体育锻炼,多接受日光浴,不吸烟、不饮酒、少喝咖啡、浓茶及含碳酸饮料,少吃糖及食盐,动物蛋白也不宜过多,晚婚、少育,哺乳期不宜过长,尽可能保存体内钙质,丰富钙库,将骨峰值提高到最大值是预防生命后期骨质疏松症的最佳措施。对有遗传基因的高危人群,重点随访,早期防治。中年尤其妇女绝经后,骨丢失量加速进行,应每年进行一次骨密度检查。近年来欧美各国多数学者主张在妇女绝经后3年内即开始长期雌激素替代治疗,同时坚持长期预防性补钙,以安全、有效地预防骨质疏松。对退行性骨质疏松症患者应积极进行抑制骨吸收,如雌激素、雌酮(CT)、Ca等;促进骨形成,如活性维生素D等的药物治疗。还应加强防摔、防绊、防碰、防颠等措施。对中老年骨折患者应积极手术,实行坚强内固定,早期活动,给予体疗、理疗心理、营养、补钙、遏制骨丢失,提高免疫功能及整体素质等综合治疗。

41. 骨质疏松症患者应当怎样适当运动?

骨质疏松症患者适合以下3种运动:

(1)力量训练:包括器械训练或者水中训练,可以增强上臂和脊柱的力量,还能减慢骨质疏松的进展。

(2)负重的有氧运动包括散步、跳舞、爬楼梯以及园艺劳动等。这类运动可以锻炼下肢及脊柱下部的骨骼,减少骨骼矿物质的流失。游泳等水中有氧运动同样有益于身体健康,但对阻止骨骼矿物质流失作用不大。这类运动更适合患有严重骨质疏松症的患者及骨折恢复期的患者。

(3)柔韧性训练:能增加关节活动度,有助于身体平衡并防止肌肉损伤,同时有助于保持体型。伸展运动应该在肌肉充分活动后缓慢、温和地进行,应避免过度弯腰,以免发生压缩性骨折。

同时,骨质疏松症患者应注意以下几点:

(1)避免冲击性强的运动,如跳跃、跑步。这类运动会增加脊柱和下肢末端的压力，使脆弱的骨骼发生骨折。

（2）避免需要前后弯腰的运动，如仰卧起坐、划船。

（3）骨质疏松症患者运动锻炼要适当，不要过激、过量，最后在运动前咨询医生或者理疗师。

42．脊柱侧凸有哪些危害？

（1）生理方面的影响：包括对脊柱本身和脊柱周围组织和器官的影响。对脊柱本身而言，首先，侧凸会引起脊柱生长不平衡，影响身高发育；其次，侧凸引起脊柱两侧受力不平衡，可引起腰背痛，并可在凹侧产生骨刺，压迫脊髓或神经，引起截瘫或椎管狭窄。对脊柱周围组织器官来说，侧凸可影响胸廓发育，压迫心肺，进而引起心、肺功能障碍或衰竭；还可产生严重的外观畸形，如剃刀背、驼背、骨盆倾斜、双肩不等高和双下肢不等长等。

（2）心理方面的影响：主要是脊柱侧凸所致畸形使许多患儿有自卑情绪，严重影响儿童心理的健康发展。

43．特发性脊柱侧凸的病因有哪些？

特发性脊柱侧凸的病因尚不十分清楚。其病因学已经研究了很多年，至今仍然没有找到明确的发病原因。有关病因学说有神经肌肉学说、脊柱结构学说、内分泌学说、姿势平衡学说及遗传因素等。流行病学研究表明，约有2%～3%的儿童发生脊柱侧凸。弯度较小的脊柱侧凸男女发病比例相等，随着弯度的增加，男女比例可以达到1∶4，可见，女孩比男孩更容易出现侧凸度数的进展。目前，特发性脊柱侧凸的病因研究主要集中于中枢神经系统的不对称性、神经肌肉的异常、激素失调、生长方式异常及基因的不同。Wise等在一个较大家庭的基因研究中，认为特发性脊柱侧凸和6、10、12及18号染色体有关。另一个家庭基因的研究提示可能和2号染色体有关。在美国脊柱侧凸研究协会（scoliosis research society，SRS）的研究中，Mulle等揭示了基因可能是特发性脊柱侧凸发病的重要原因，而且是多基因而不是单基因的作用。随着这些研究的继续进行，会出现新的病因学说。

44．怎样预防特发性脊柱侧凸？

特发性脊柱侧凸是危害青少年和儿童的常见病，如不及时发现、及时治疗，可发展成非常严重的畸形，并可影响心肺功能，严重者甚至导致瘫痪。因此，做好预防疾病的工作才是最重要的。

对于学校和医疗机构来说，要预防特发性脊柱侧凸就必须开展群体普查，做到早发现、早治疗。早期发现的方法有：

（1）加强对中小学生及家长的健康教育，认识脊柱侧凸，使家长及早认识、发现病情，及时到医院检查。

（2）加强普查，中小学校应每年做全校学生检查，及早发现病例，虽然学龄期的筛查并不能降低脊柱侧凸的发病率，但能通过早期发现和治疗减少重度侧凸患者的数量。

（3）在治疗过程中患儿及家长要树立信心，持之以恒，定期到医院复查。

对于儿童、青少年及家长来说要注意以下几点：

（1）婴儿不要坐得过早。有的妈妈不明就里，当宝贝只有3~4个月月龄时，就给宝贝裹着被子让他坐起来，一坐就好几个小时。长时间地用同一姿势坐着，婴儿脊柱周围的肌肉不够强壮，容易疲劳，无法支撑身体，容易埋下脊柱弯曲的隐患。

（2）要注意孩子坐的姿势，写字、看书时要坐正，不要歪着趴在桌面上，同时应适当地变换体位与休息，以免造成脊柱侧凸。

（3）孩子学习的桌、椅的高低要合适。特别是学校老师也要仔细观察学生使用的桌椅，必要时进行相应的调整。

（4）很多父母会把孩子送到特长班学习，比如舞蹈班、乒乓球班等，以为这能培养孩子的身体素质，让身材更加挺拔。殊不知，在这些特色班的教学过程中，如何针对中小学生身体尚未成熟的特点进行必要的防护，实在需要全面考虑，比如说对于乒乓球运动，脊柱侧凸就是最常见的"职业病"。长期保持一种舞姿，也有可能造成脊柱侧凸。

45．怎样预防屈光不正致残？

远视和散光多与先天因素有关，只能通过优生优育得以预防；而近视的病因有遗传和环境两种因素，防治重点是改善视觉环境（合理采光、提高对比度）和养成良好的用眼习惯（不长时间近距离用眼；不在卧床、乘车、走路时看书；学习时身体距离书桌一拳、食指距离笔尖一寸、眼睛距离书桌一尺）。高度近视患者要定期检查眼底，避免剧烈运动、重体力劳动和外伤，防止发生视网膜脱落。

六、精神卫生

1．什么是精神压力？精神压力有哪些症状？

精神压力是指人在思想上有负担，有思想包袱。有精神压力会出现以下症状：

（1）痛经：精神压力大的女性其发生痛经的概率比正常女性高出2倍。

（2）面部痤疮：精神压力增加会引起体内激素分泌不平衡，从而导致面部容易出现痤疮。

（3）周末头痛：人体从工作日进入周末时，精神突然从高压状态完全放松下来，这样会容易诱发偏头痛。因此，在周末时适宜维持平日的作息习惯，从而减少头痛的发生。

（4）怪梦：压力过大会影响到睡眠质量，还会怪梦连连。这样的情况下，在睡觉之前应避免摄入咖啡因和酒精，以保证良好的睡眠质量。

（5）口腔疼痛：压力大会加重一部分人在睡眠时的磨牙症状，从而出现口腔上腭部疼痛的症状。对这部分人来说，可以在睡眠时带上保护牙套，以减轻对口腔造成的伤害。

（6）牙龈出血：压力大的人患上牙周病的概率比普通人要大。

（7）肚子痛：压力水平高的人比身心放松的人发生肚子痛的概率要高出3倍之多。

（8）皮肤瘙痒：日本有关人员曾进行了一项涉及2000多人的研究，结果表明，身体长期出现瘙痒症状的人，其出现压力过大的概率比正常人高2倍。

（9）过敏加重：过敏患者在面临大压力和焦虑后，其过敏症状会加重。

（10）偏爱甜食：女性陷入精神压力大的局面很可能与偏爱甜食有关。

2．有哪些方法可以减轻精神压力？

（1）自我释放：每个人都有自己释放压力的方式和方法，有些人喜欢在压力比较大的时候选择吃东西，有些人喜欢在没有人的环境下大哭一场，而有些人喜欢去超市捏方便面……虽然方式各有不同，但是目的都是为了释放自己心中的压力，让自己感到轻松，都是一种宣泄的手段。

（2）请求协助：很多时候，在我们自己的力量无法解决问题的情况下，我们就需要借助别人的力量达到相同的目的。或者找朋友聊聊天，或者找老同学喝喝酒，找知心朋友谈一谈，通过他们开导一下自己，学会分享，快乐会变成双倍，压力与烦恼则会减半，朋友就是在这种情况下最能体现他的价值。

（3）学会转移：众所周知，通过转移的方法达到释放压力的目的，效果奇佳。比如很多人喜欢在郁闷或者压力大的时候看书，听听音乐，爬爬山等，参加一些户外运动或者集体活动，能达到很好的释放压力的效果。

（4）爱好充实：通过自己的兴趣爱好来充实自己的业余时间，比如画画、踢球，让自己没有多余的时间去想给自己造成压力的东西，在另一个角度上来说也是培养自己良好心态的方式，对释放内心的压力效果也不错。

3．精神障碍是什么？和精神病有什么区别？

精神障碍指的是大脑功能发生紊乱，导致认知、情感、行为和意志等精神活动不同程度障碍的总称。常见的有情感性精神障碍、脑器质性精神障碍等。致病因素有多方面：先天遗传、个性特征及体质因素、器质因素、社会性环境因素等。许多精神障碍患者有妄想、幻觉、错觉、情感障碍、哭笑无常、自言自语、行为怪异、意志减退，绝大多数患者缺乏自知力，不承认自己有病，不主动寻求医生的帮助。

精神病特指具有幻觉、妄想或明显的精神运动兴奋或抑制等"精神病性症状"的精神障碍，最典型的是精神分裂症、偏执型精神病、重性躁狂症和抑郁症。因此精神病只是精神障碍中的一小部分。常见的精神病有：精神分裂症、躁狂抑郁性精神障碍、更年期精神障碍、偏执型精神障碍及各种器质性病变伴发的精神障碍等。

4．如何尽早发现精神病？

精神疾病越早治疗效果越好，因此早期发现精神病非常重要。首先要关注自己的精神状况，早期觉察异常的精神症状。如出现凭空听到声音，而家人或其他人却都听不见；觉得周围人都在议论自己；或者觉得有人跟踪自己，要害自己；情绪低，无论如何都高兴不起来，甚至反复想死；失眠。第二，有些精神疾病在症状加重后，患者本人一般不承认自己有病，觉得那些精神症状都是真的，因此需要家人尽早发现患者的异常表现，及时就诊，医生会针对患者的情况给予相应的诊断和治疗，家人要监督患者服药。

5. 哪些原因易导致精神分裂症或抑郁症？

（1）遗传易感性。精神分裂症和抑郁症都具有遗传倾向，目前认为精神分裂症或抑郁症是多个易感基因造成的复杂疾病。因此，家人或亲属中有患精神疾病的，患病的可能性会增加，但并不是一定患病。

（2）不良生活事件。每个人都生活在社会上，不良生活事件对所有人都会造成影响。不良生活事件主要指失业、离婚、亲人去世、生意失败等。不良生活事件往往是精神疾病的诱因，使患者的精神症状变得明显或加重。

（3）性格内向，不良人际关系。遇到不愉快的事情和困难，不能找人诉说，不能采取正确的解决方式。对其他人产生怀疑、愤恨、嫉妒等，往往会变得敏感多疑。

6. 有幻听就是精神分裂症吗？

并不一定。幻听确实是精神分裂症最常见的症状，即凭空听到声音，多为议论自己或命令自己的声音，因此存在幻听往往首先想到是精神分裂症。但是其他精神疾病也会出现幻听，如抑郁症患者也可以出现幻听，但随着抑郁情绪的改善，幻听会逐渐消失。此外，严重躯体疾病患者也会出现幻听。因此，有幻听症状并不说明就是患上了精神分裂症，应当请精神科医生诊断和治疗。

7. 患抑郁症的人都会自杀吗？

不一定。抑郁症患者在情绪低落的时候，会感到做什么都没意思，生活没有希望，甚至陷入绝望境地，有些患者觉得生不如死，会有自杀想法。有些患者会有自杀行为。但抑郁症初期或轻型抑郁症患者，并不一定都会自杀。当然对于这些患者，即使没有自杀想法和行为，如果情绪低持续时间超过2周也应尽早看病，服用抗抑郁药治疗。需要强调的是，自杀确实是抑郁症患者常出现的危险，由于自杀行为危及生命，家人一定要认真防范。

8. 躯体疾病也会导致精神异常吗？

会。最多见的是脑部疾病，如脑梗死、脑出血、脑外伤等。这些脑部疾病影响了大脑的功能，患者就会出现不同程度的精神异常。此外，严重的躯体疾病也会引起精神症状。这类疾病被称为躯体疾病所致精神障碍，精神症状随躯体疾病的变化而变化。即躯体疾病加重，精神症状也会加重；躯体疾病好转，精神症状也随着好转。此类精神症状需依据病情进行针对性治疗，但应以治疗躯体疾病为主。

9. 什么是抑郁症？抑郁症有哪些表现？

抑郁症又称抑郁障碍，以显著而持久的心境低落为主要临床特征，是心境障碍的主要类型。临床可见心境低落与其处境不相称，情绪的消沉可以从闷闷不乐到悲痛欲绝，自卑抑郁，甚至悲观厌世，可有自杀企图或行为；甚至发生木僵；部分病例有明显的焦虑和运动性激越；严重者可出现幻觉、妄想等精神病性症状。每次发作持续至少2周，长者甚或数年，多数病例有反复发作倾向，每次发作大多数可以缓解，部分可有残留症状或转为慢性。

抑郁症可以表现为单次或反复多次的抑郁发作，主要表现有：

（1）心境低落：主要表现为显著而持久的情感低落，抑郁悲观。轻者闷闷不乐、无愉快感、兴趣减退，重者痛不欲生、悲观绝望、度日如年、生不如死。典型患者的抑郁心境有晨重夜轻的节律变化。在心境低落的基础上，患者会出现自我评价降低，产生无用感、无望感、无助感和无价值感，常伴有自责自罪，严重者出现罪恶妄想和疑病妄想，部分患者可出现幻觉。

（2）思维迟缓：患者思维联想速度缓慢，反应迟钝，思路闭塞，自觉"脑子好像生了锈的机器"，"脑子像涂了一层糨糊一样"。临床上可见主动言语减少，语速明显减慢，声音低沉，对答困难，严重者无法顺利进行交流。

（3）意志活动减退：患者意志活动呈显著持久的抑制。临床表现行为缓慢，生活被动、疏懒，不想做事，不愿和周围人接触交往，常独坐一旁，或整日卧床，闭门独居、疏远亲友、回避社交。严重时连吃喝等生理需要和个人卫生都不顾，蓬头垢面、不修边幅，甚至发展为不语、不动、不食，称为"抑郁性木僵"，但仔细精神检查，患者仍流露痛苦抑郁情绪。伴有焦虑的患者，可有坐立不安、手指抓握、搓手顿足或踱来踱去等症状。严重的患者常伴有消极自杀的观念或行为。消极悲观的思想及自责自罪、缺乏自信心可萌发绝望的念头，认为"结束自己的生命是一种解脱"，"自己活在世上是多余的人"，并会使自杀企图发展成自杀行为。这是抑郁症最危险的症状，应提高警惕。

（4）认知功能损害：研究认为抑郁症患者存在认知功能损害。主要表现为近事记忆力下降、注意力障碍、反应时间延长、警觉性增高、抽象思维能力差、学习困难、语言流畅性差、空间知觉、眼手协调及思维灵活性等能力减退。认知功能损害导致患者社会功能障碍，而且影响患者远期预后。

（5）躯体症状：主要有睡眠障碍、乏力、食欲减退、体重下降、便秘、身体任何部位的疼痛、性欲减退、阳痿、闭经等。躯体不适的症状可涉及各脏器，如恶心、呕吐、心慌、胸闷、出汗等。自主神经功能失调的症状也较常见。病前躯体疾病的主诉通常加重。睡眠障碍主要表现为早醒，一般比平时早醒 2~3h，醒后不能再入睡，这对抑郁发作具有特征性意义。有的表现为入睡困难，睡眠不深；少数患者表现为睡眠过多。体重减轻与食欲减退不一定成比例，少数患者可出现食欲增强、体重增加。

10. 出现哪些情况要小心抑郁症？

当出现下列情况时，要小心了，抑郁可能要来找你了：

（1）大部分时间情绪低落，没有愉悦感：情绪低迷、沮丧，一点小事就会伤心难过、甚至绝望，而且脾气易怒、暴躁，觉得没有自我价值，有自杀念头等。

（2）食欲变化明显：有的人会厌食而有的人则会暴饮暴食，不知节制，相应地就会变瘦或者发胖。

（3）睡眠变化大：有的人会整宿整宿睡不着觉，失眠多梦；相反的，有人嗜睡不醒，一天的大多数时间在睡眠中度过。

（4）非常容易觉得疲惫：整天注意力不集中，对什么也没兴趣，什么也不想干，就算是什么也不干也会觉得疲惫。

（5）否定自我：总是否定自己，认为自己没价值，做什么错什么，做决定总是犹豫不定或者总是否定再决定。

（6）对自杀有着莫名的渴望：患者群对死没有恐惧感，反而对自杀有一种执着的渴望，有的念头轻，有的人尝试一次不成还会继续尝试。

11. 如何区分老年期抑郁症和老年性痴呆？

老年人面临突然出现的重大精神刺激，在一段时间内发生情绪抑郁是正常现象，并非病态。只有出现持久的抑郁症状，并且向严重程度发展时，才能考虑是否得了抑郁症。另外，人到老年，会罹患老年性痴呆，而有些老年抑郁症患者的病情发展到严重阶段时，其思维和动作都会受到抑制（尤其是思维抑制），此时会出现类似老年性痴呆的临床表现。所以，对这类患者，尤其要注意鉴别"假痴呆真抑郁"情况的存在，以免贻误病情，贻误治疗，影响康复。那么，如何区别老年期抑郁症和老年性痴呆呢？以下5点，可供参考：

（1）老年期抑郁症起病较快，发展迅速；而老年性痴呆则起病缓慢，发展也缓慢。

（2）老年期抑郁症的抑郁症状持续较久；老年性痴呆患者的情绪变化多，不稳定，变幻莫测，犹如幼童。

（3）老年期抑郁症患者的智能障碍为暂时性的、部分性的，每次检查结果均不相同；而老年性痴呆患者的智能损害是全面性的，而且呈进行性恶化。

（4）老年期抑郁症患者并无中枢神经系统的症状，脑CT检查也无阳性发现；老年性痴呆患者的情况就不是这样了，他们有中枢神经系统的症状、体征。不少患者还有高血压、动脉硬化或"小中风"的病史，脑CT检查可发现不同程度的脑萎缩或（和）脑梗死病灶。

（5）用了抗抑郁药物后，老年期抑郁症患者会病去体愈，恢复病前谈笑风生、谈吐自如的神态；而对于老年性痴呆患者来讲，抗抑郁药物不起任何作用。当然，有部分老年性痴呆患者，在病程早期，也可出现抑郁症状，颇像老年期抑郁症，到了病程的中晚期，才露出老年性痴呆的"庐山真面目"，对此尤需警惕。

12. 预防记忆减退的方法有哪些？

记忆是对以前事物经验的重视，包括识记、保持、再认和回忆4个基本过程。记忆减退是这4个过程的普遍减退。轻者表现为对近事的记忆减弱，如忘记刚看的书，刚见过的人。严重者则远记忆力也减退，如回忆不出自己的学习经历等。记忆减退可见于正常老年人,当然更多见于神经衰弱和痴呆患者。那么记忆减退作为一种症状,除了一些遗传性因素之外,后天是可以做好预防工作的。

(1)凡能影响脑细胞营养供给的因素都可以使脑细胞活力不足,导致智力衰退,所以平时应该注意做好保养,特别是诸如动脉硬化症、高血压和糖尿病等影响大脑神经系统功能的疾病。

(2)学生应该注意合理用脑,避免脑细胞的耗氧量急剧加大,学会灵活掌握和运用一些记忆技巧,考前应避免过度紧张和劳累,间断户外呼吸新鲜空气和短暂的活动,对于保持脑细胞的氧含量很重要,可增强记忆能力。

(3)保证足够的睡眠,养精蓄锐,可提高记忆力或延缓记忆衰退。

(4)中老年人可以适当地进行体育活动,借以增加脑血流量,增进脑的活动能力,提倡多用脑,多记忆,否则会使大脑处于抑制状态,脑细胞缺少刺激,造成神经细胞的逐渐老化、衰变。生活上宜规律,讲究一张一弛,劳逸结合,避免过分疲劳而加重记忆减退。

(5)良好的人际关系,和睦融洽的家庭和邻里环境可防止不良情绪对脑细胞造成的强烈刺激,使人精力充沛,情绪平衡而乐观,有利于预防智力和记忆力的衰退。多参加各类文娱活动,接触朋友,可避免产生孤独感和失落感,延缓生理和智力上的迅速衰退。

(6)可找出有明确记忆减退的疾病,如维生素缺乏、甲状腺功能减退,应该积极治疗。临床常用的药物有以下几类:①脑血管扩张剂,如尼莫地平等;②脑细胞营养剂,如神经生长因子等;③脑功能激活剂,如三乐喜(茴拉西坦胶囊)、双氢麦角碱等;④中草药制剂,如补肾益智胶囊等;⑤胆碱酶抑制剂,如安理申、艾斯能、双益平等;⑥其他,如都可喜等。

(7)用拇指和食指从上到下轻轻地按摩整个耳朵,用两只手的手指触摸位于发际和两侧眉毛之间的两个部位,以促进血液流动,消除记忆障碍和增强记忆力。

(8)平时注重增加饮食营养,辅助地吃一些富含维生素B、维生素C的食物,以及富含胆碱的食物,如杏、香蕉、葡萄、橙、鱼、蔬菜等也有一定的益处。

13. 如何区别正常的情绪低落和抑郁症?

抑郁是一种很常见的情感反应。人们遇到精神压力、痛苦的境遇,产生抑郁情绪是常见的现象。那么,如何判断一个人是正常情感变化还是病理性抑郁症状呢?

(1) 正常抑郁情绪是基于一定客观事物背景的,即"事出有因"。而病理性抑郁通常是无缘无故地产生,缺乏客观精神应激条件,或虽有不良因素,但是"小题大做",不足以真正解释临床征象。

(2) 一般人情绪变化有一定时限性,是短期的,人们通常通过自我调适,可重新保持心理平衡。而病理性抑郁症状常持续存在,甚至不经治疗难以缓解。一般心理健康者抑郁情绪变化不应超过两周。超过半月以上,甚至数月,则属于病理性抑郁症状。

(3) 正常的情绪低落程度一般较轻,病理性抑郁程度严重,并影响学习、工作和生活,无法适应社会,可产生严重消极、自杀的言行,患者社会功能和生活质量明显下降。

(4) 抑郁症常可反复发作,仔细分析和追溯病史,既往常有类似病史,而且每次发作的症状具有相似性。

(5) 典型的抑郁症有节律性症状特征,表现晨重夜轻的变化规律。许多患者叙述每天清晨时是心境最恶劣、最难熬的时刻,至下午3~4时后,心境逐渐好转,到了傍晚后症状大为减轻,次日清晨又陷入病理性抑郁之中。

(6) 抑郁症患者家族中常有精神病史或类似发作史,而正常情绪低落者则无。

(7) 持续性、顽固性失眠,多种心理行为同时阻滞、抑制,如体重、食欲和性欲下降等,也是病理性抑郁常见征象。

14. 面对抑郁症患者,家人应注意什么?

当家人患了抑郁症时最要紧的是及时得到精神科医生的诊治。对抑郁症患者应给予充分的理解、关心和支持。对于轻、中度患者家属应注意倾听其诉说,鼓励患者配合心理或药物治疗。如果患者的行动没有多大的困难,则应鼓励他们做一些力所能及的事情,增加活动不但可以改变患者的感觉,而且由于"情有所寄",使他们的痛苦得到减轻。

单纯地要求患者"开心一点"、"振作一点"是徒劳无益的，因为患者发现自己"开心不起来"、"振作不起来"时反而更加抑郁。因此，家属倾听患者的谈话，理解、肯定患者的感受，鼓励其活动是很重要的。

另外，不要向患者提出"为什么抑郁"等问题，因为很多患者并不知道自己为什么抑郁，这种问题只会增加患者的自责和失望，从而更感孤独。

家属对患者的病情变化要细心观察，要了解其内心活动，注意患者服药情况，及时与医生交换意见。对于严重的抑郁患者，应严密注意患者有无自杀的念头与行为，保管好药品和危险物品，采取周密的防范措施或住院治疗，帮助患者度过自杀危机很重要。

15. 怎样判断自己是否患了强迫症？

（1）反复思考一些无实际意义的问题。如人的耳朵为什么长在头两侧？

（2）经常强迫自己计算毫无意义的数字，如一边走路一边数多少步。

（3）老是强迫自己回忆某些往事。

（4）总担心自己在某一场合失控而做出违法的事。

（5）自己不明白也无法控制地反复洗手或换衣服。

（6）总怀疑门或抽屉没锁上而反复检查。

（7）信寄出后常怀疑地址写错，后悔当初没有反复检查。

（8）在某些场合所想的和所做的总有矛盾，如站在桥边就几乎忍不住要跳河。

（9）对一些无关紧要的事或现象追根寻源总想弄明白，结果越弄越"糊涂"。

（10）见到或听到某件事总会联想到别的事，如见到车祸即联想自己亲人的意外。

（11）为摆脱强迫症状而刻板地、重复地做一些仪式性动作，如摆脱反复洗衣服而不停地搓手。

（12）上床后浮想联翩，难以入睡。

（13）害怕会演变成精神病，怕无法医治而悲观。

（14）明知自己所想的或所做的事是不合理的而又无法摆脱，因而深感痛苦，焦虑不安。

如果你的症状符合上述提示中任何4项或4项以上的话，那么你就可能患强迫症了。

16．幼儿有焦虑吗？是什么样的表现？

答案是肯定的。幼儿焦虑主要表现为：

（1）分离性焦虑：当幼儿与其亲近的人（尤其是父母）分离时，会出现明显的焦虑情绪而失去快乐。仍以入托（园）焦虑为例，幼儿虽然被送入托儿所（或幼儿园），不过，如果母亲能陪伴在旁，幼儿非但不哭不闹，还能愉快地玩，不时还会回头看看母亲是否还在。假如发现母亲不在了，便会立即哭喊起来。如果此时母亲立即出现，便会立即止住哭声，扑向母亲怀中，破涕为笑。此情况若多次发生，幼儿便会紧紧勾住母亲头颈不放，生怕母亲会再度消失。

（2）环境性焦虑：这种焦虑发生在陌生环境中。若能脱离此环境，或者对环境适应，焦虑也就消失了。这种焦虑，多见于母亲带领幼儿到别人家庭（如幼儿感到陌生的亲戚家）游玩或小住几天，到了晚上，幼儿便焦虑不安，吵着要回自己家去睡觉。

（3）境遇性焦虑：对境遇突发事件，幼儿心理承受不了，整天担心"灾害"再次降临，惶惶不可终日。有位幼儿随母亲来到农村，第二天清晨，听到鸡鸣，感到十分新奇，便接近此鸡，不料突然被鸡啄了一口，吓得哭了起来。从此以后，每逢晚上上床时便焦虑不安，唯恐次日再被鸡啄。后来，焦虑不医自愈。因为这类焦虑，会随着时间逐渐消失。

（4）期待性焦虑：这种焦虑多见于学龄前儿童。由于家长对孩子的期望过高，超过了孩子的实际能力，使孩子无法达到家长的期望要求。孩子担心受到父母的责备，产生焦虑不安情绪。

17．怎样预防焦虑症？

焦虑症是一种精神疾病，是现代人普遍存在的问题。长期生活在焦虑中会使人精神崩溃，在焦虑症的早期通常伴有多种躯体症状：心悸、心慌、胸闷、气短、心前区不适或疼痛，心跳和呼吸次数加快，全身疲乏感，生活和工作能力下降，简单的日常家务工作变得困难不堪，无法胜任，这些症状反过来又加重患者的担忧和焦虑。有的患者还有失眠、早醒、梦魇等睡眠障碍，而且颇为严重和顽固。那么，我们应该如何预防焦虑症呢？

（1）音乐：音乐能使人放松，使人的生理、心理节律发生良性的变化。当一些事情使你感到不安、烦躁时，不妨静下心来听听音乐，你会觉得音乐犹如一缕清风拂过你的心灵，感到无比的舒适和惬意，而你的焦虑情绪也随之烟消云散。

（2）做好积极的自我暗示：当自己有焦虑情绪时，给自己以强有力的自我暗示，如"我能行"、"我一定能够成功"、"我看好我自己"等，积极地自我暗示可以增加自信，克服焦虑。

（3）做最感兴趣的事情：人们在做自己感兴趣的事情时，都会全身心投入，进入一种物我两忘的境界。因此，当你面临焦虑时，放下手头的工作，做一些感兴趣的事情，如唱歌、听音乐、看电视、打篮球等，当你做完这些事情的时候，你的烦恼焦虑早就无影无踪了。

（4）适量的运动：运动可以消除一些导致焦虑的化学物质，使精神放松，心情愉悦。当你感到焦虑时，索性什么都不要去想，去跑跑步、打打球或者游泳等，不仅锻炼了身体，而且有效地缓解了焦虑的情绪，使你有更充沛的精力去做下面的事。

18．怎样预防从众心理、过激行为？

每个人都需要一个成熟的心态，绝大多数的从众心理和过激行为都是心理不成熟的表现。过激行为表现为遇到重大社会事件或心理刺激后，容易失去自我，出现过于激动、言语夸张、想出风头的行为，有的甚至像演员一样当众表演。而更多的有从众行为、过激行为的人往往还是内心极度空虚的，以此来寄托、发泄内心情感，通过过激行为填补内心空虚。与此相反，生活相对充实、事业忙碌的人，平时没有更多空余时间，鲜有从众现象。

怎样预防从众心理和过激行为呢？

（1）充实精神生活：平时加强各类知识的学习，尽可能让自己早一点完全成熟起来；在面对各种重大事件前，应尽可能做到冷静思考，多考虑事件的前因后果。不要仅凭一股激情，盲目冲动。

（2）冷静思考：遇事前，先冷静地思考三分钟，等自己的情绪有所好转后，再决定到底应如何做，可能就会有和原先过激行为完全不一样的结果，不至于太极端。也只有经过自己的仔细思考，才会有自己的观点和成熟想法，不至于人云亦云。"什么事情应该做"，或者"什么事情不应该做"，心里都要有一把衡量的"标尺"。

19．怎样预防儿童青少年精神疾病？

（1）病因预防：①加强婚前咨询，提倡优生，严格控制精神疾病遗传，避免近亲结婚，提高对精神疾病的抵御力。②控制脑与躯体疾病所致精神障碍的原发病。凡有感染、中毒、高热、缺氧、过敏、代谢障碍等病理过程或脑、肺、肝内分泌等疾病者，都应想到有继发脑代谢功能紊乱的可能，患者应慎重对待自己的疾病，及早治疗，及早预防。

（2）家庭预防：①注重儿童青少年的个性发展。②培养儿童青少年的社交能力。③合理期望，切勿揠苗助长或施加高压。④因材施教，不娇惯，不纵容。

20．孤独症是精神残疾吗？

孤独症是精神残疾。孤独症属于广泛性发育障碍的一种。多于3岁前起病。临床表现为三大核心症状：社会交往障碍、言语和沟通能力障碍、狭隘刻板的兴趣与行为。患儿与家人、同龄人不能进行正常的社会交往，表现为与家人缺乏依恋，不能与小朋友发展友谊，甚至不与小朋友玩，与家人也不能玩社会交往性游戏，对叫其名字没有反应。因此明显地影响了患者的生活，不能与其他人正常交往，不理解社会规则，不能融入社会，社会功能明显受损。因此，孤独症属于精神残疾。

21．家里有患孤独症的孩子，父母怎么办？

首先，父母应该带孩子去儿童精神专科就诊，听取儿童精神专科医生对孤独症患儿的病情分析及相关建议。其次，进一步了解什么是孤独症，应该如何进行治疗。第三，对孩子进行针对性的干预训练。可以带孩子去孤独症专业的训练机构进行训练，改善交往及语言能力，同时家长自己也要学习训练孩子的方法。第四，家长应该调整好自己的心态。有些家长不愿承认孩子的病，四处寻求能治好孤独症的"灵丹妙药"。其实，对于孤独症，目前没有特效药物，最为有效的治疗手段就是进行针对性的康复训练。

22. 如何尽早发现孩子患孤独症？

最重要的就是要认识孤独症的症状。当自己的孩子有一些这样的症状时，及时引起注意，尽早带孩子去精神专科医院的儿童门诊就诊。孤独症最主要的症状就是社会交往障碍。患儿与家人缺乏依恋，对家人是否陪伴无动于衷，不与其他小朋友玩。第二，患儿言语发育缓慢。有些患儿无言语或语言非常简单，目光对视差，不会点头摇头表示要求。此外，局限的兴趣和行为也是孤独症的症状之一。患儿不喜欢普通儿童喜爱的玩具，而是喜欢电视广告、各类商标等；行为刻板固定，如喜欢走固定的路线，有晃手、玩手、看手等行为。

23. 孤独症是由于孩子太孤独造成的吗？还是由于家长性格内向？

都不是。儿童孤独症起病多在婴幼儿期，一般在3岁以前。有些家长认为，孩子小的时候接触人少、没有和其他小朋友玩，或是父母本身就性格内向，导致了孤独症。这些想法都是错误的。目前认为，孤独症主要是由遗传因素造成的。但这种遗传又很复杂，并不是父母有孤独症才会遗传给孩子。多数孤独症儿童的父母及亲戚中都没有孤独症患者。孤独症是多个易感基因相互作用，还有一小部分环境因素的影响，这些因素加在一起，最终致病。

24. 孤独症的治疗有特效药吗？心理治疗有效吗？

孤独症的治疗目前没有特效药物，而且孤独症并不是心理问题导致的，因此给孩子进行普通的心理治疗效果不佳。家长都希望孩子的病情有所好转，就出现了"有病乱投医"的情况，听说服用什么药物能治疗孤独症就立即去试，甚至全国各地四处打听偏方。这样做只会延误孩子的病情，而使孩子丧失了尽早接受康复训练的机会。有些家长走过这样的弯路，之后后悔莫及。因此，家长不要盲目寻求治疗措施，因为目前国际上治疗孤独症最有效的方法就是进行特殊的康复训练。

七、预防交通事故致残

1. 什么是道路交通事故？

道路交通事故是指车辆在公路、街道或其他道路上运行时引起的或发生的死人、伤人或物件损失的事故。车辆包括机动车和非机动车，机动车有各类汽车、摩托车和拖拉机等用发动机或电动马达驱动的车辆。非机动车有畜力车和自行车等。道路是指公路、街道、胡同、里巷、广场、停车场等供公众通行的地方。与道路成为一体的桥梁、隧道、轮渡设施以及作为道路用的电梯等都包括在"道路"中，作为道路的附属设施。

2. 怎样识别交通标志？

交通标志包括：指示标志、警告标志、禁令标志和指路标志。

指示标志是指示车辆、行人行进或停止的标志。指示标志牌采用圆形和矩形，蓝色地、白色图案，指示标志共 25 种，识别时主要根据图案及设置特点来判读。

警告标志是警告驾驶员注意公路急弯、陡坡、交叉路口以及有影响行车安全的地点的标志。警告标志牌采用等边三角形，黑边框、黄色底和黑色图案。警告标志共 24 种，识别时，主要根据标志图案及设置特点来判读。

禁令标志是禁止或限制车辆、行人通行的标志。禁令标志共有 28 种，禁令标志牌采用圆形，牌面的颜色除解除禁令、禁止通行、禁止驶入外，均为白色底、红色边框和黑色图案，主要根据标志的图案及设置特点来辨别。

指路标志有里程碑、百米桩、公路界碑、分界牌、指路牌、地名牌、平面交叉路指示牌、立交行车示意牌及高速公路和一级公路中途出入口、服务区指示牌等 10 种。这些标志除里程碑、百米桩、公路界碑外均为矩形，蓝色地、白色字和白色图案。里程碑为白色底黑色字。

除了交通部颁布的上述 4 种标志外，各省、市、自治区根据本地特点还可能制定一些标志。对这些标志，应注意标志的图案和文字说明，以了解标志的内容。

3. 交通事故的原因有哪些？

造成交通事故的基本因素是人、车、路、环境与管理。其中人是主要因素，人应包括车辆驾驶员、骑自行车的人和行人等，据统计 90% 以上的事故责任人员是驾驶员。

驾驶员导致交通事故的原因很多，如超速行车、违章驾驶、行车中精力不集中等。另外，车辆的技术性能不好，道路状况不良和缺少必要的道路安全措施，自然条件和其他意外情况的影响等都有可能成为交通事故的成因。

4. 怎样预防老年人交通事故致残？

老年人视力不佳，耳朵不灵，行动迟缓，常不能正确估计车速和自己横穿马路的速度，准备横穿马路时犹豫不决，甚至有时中途折回。因此，行车中遇到老年人横穿马路时，要提前减速，鸣笛引起其注意，若无反应，则应考虑其听力或精神是否正常，此时更要减速，并准备停车，不要避绕；若有反应，应根据老人的行走速度以适当的车速通过，同时要防止其中途折回。

5. 怎样预防少年儿童交通事故致残？

少年儿童活泼好动，反应快，但生活经验少，缺乏交通安全常识，不了解机动车的危险性。而且儿童常在公路上打闹、追逐嬉戏，在车子上坡时爬车、吊车，玩耍时乱跑，为抢玩具等东西会突然冲向公路，令驾驶员措手不及，造成交通事故。在少年儿童交通事故中，年龄较小的儿童以突然跳出事故较多，年龄稍大的儿童多因在马路上追逐、骑自行车或爬车、吊车等而发生交通事故。因此驾驶员应掌握不同年龄段儿童的特征，尽早采取不同的措施，对年龄较小的儿童要注意观察其动静，要防止他们因捡玩具或其他东西而突然窜上公路，也要防止他们因奔跑收不住脚而冲向公路；对年龄稍大的儿童，要防止爬车、吊车，或在下坡处玩滑轮车，或骑自行车而与车辆相撞。总之，驾驶员在儿童较多的路上要提高警惕，适当按喇叭，减速行驶，随时做好停车准备，防止儿童交通致残或死亡事故的发生。

6. 怎样预防青壮年交通事故致残？

青壮年生命力旺盛，感知敏锐，反应快，应变能力强，交通安全知识丰富，熟悉交通规则，但是好胜心强，不甘示弱，在汽车临近时横穿马路或在马路上并排行走，对驾驶员的喇叭声不在乎，或不顾一切紧挨车子或吊在车上随车前进等都易造成交通致残或死亡。青壮年提或背较多且重的东西时，以及酒醉后在公路上行走或骑自行车时也容易造成交通事故。因此，驾驶员对青壮年行人要留心观察，要冷静、耐心，根据其身高、衣着、行动速度、神态、姿势、表情、负担、距离等各方面情况，认真观察其动向，并采取相应措施，预防交通事故发生。

7. 怎样预防残疾人交通事故?

驾驶员在行车中遇到聋、盲等残疾人时要讲究社会公德，并根据具体情况，谨慎小心地做出处理。聋人听觉失灵，凡遇到鸣笛而行人无反应时应考虑其听觉失灵，要尽快减速，从其身旁较宽一侧缓行通过；盲人一般听觉灵敏，听到车辆声能够避让，但又不知如何躲避，对此要视情况减速通过，不要一直鸣笛，使盲人不知所措，而发生危险，必要时要停车扶其通过危险地带后再开车。

8. 怎样预防精神病患者交通致残?

驾驶员在行车过程中，对于在公路上无规则游荡、手舞足蹈拦截车辆或横卧于道路上的精神病患者，要减速绕行，不要恫吓或武力威胁，当精神病患者与车缠闹时，要关闭驾驶室，不要与其纠缠，设法迅速启动车辆离开。

9. 在山路上行驶怎样预防交通事故?

在山路上行车，驾驶员稍不注意或操作不当，就容易造成撞车或坠崖事故，造成致残或死亡，因此驾驶员在山路行驶更要注意预防交通事故：①行车时精力要集中，如果感到疲劳，应暂停行驶。②转弯时速度要慢，不要过于靠边行驶。③行车时要沿着靠山一边的路面行驶，不要窥看悬崖一边，防止分散精力或造成心理紧张。④遇暴风或暴雨或浓雾应选择避风雨、远离山洪的地方停车，等暴风雨过去或浓雾消失时再行驶，不可冒进。⑤注意来车，选择安全地带会车，不能会车的地段不能强行会车。⑥尽量少用制动，以免造成侧滑。⑦注意观察山体或路基有无坍塌发生，防止塌方造成事故。

10. 在城市中行车怎样预防交通事故?

城市中行人、车辆多，交通情况复杂，易发生交通事故，预防交通事故要做到：①行车时注意力要集中，密切注意行人及车辆的动向，并正确判断交通情况变化，服从交警和管理人员指挥，不要超速行驶和闯红灯。②夜间行驶，要避免霓虹灯或其他灯饰及大屏幕灯箱广告等的影响，目光注视前方，不要受其他行人或灯光影响，要降低车速。③会车时要防止来车后面有行人或自行车横穿公路。④公共电、汽车进站后要防止从车后跑出横穿公路的乘客。⑤倒车或掉头时要格外小心，在繁华或狭窄路段不宜掉头。⑥在交通高峰期更要谨慎驾驶,不能急躁。

11. 在乡村和小城镇行车怎样预防交通事故?

乡村和小城镇的交通状况与大城市不同,在乡村和小城镇行车驾驶员要做到:①在机动车和非机动车不设分道线混合行驶的道路上要尽量避免超车,必须超车时要格外小心,车速要低。②夏季夜间行车要注意村镇里的人在路边休息或睡觉,以防发生轧伤人的事故。③由于道路狭窄不设人行横道线,对随时可能出现的横穿街道的人要格外警惕。④减速行驶,注意非机动车,特别是畜力车的牲畜受惊或从路口突然窜出等意外事故的发生。⑤街道常有摊晒物或摊贩占用路面,要注意避让,防止压碰事故发生。⑥车辆不可过于靠边行驶,装运超高、超宽的车辆更要注意,防止发生刮碰事故。⑦遇到集市或农贸市场,要减速慢行,适当鸣笛,不可急躁。

12. 雨天怎样预防交通事故?

雨天行车要注意:①要减速行驶,遇到情况要及早采取预防措施,不能抢道行驶,要注意避免车辆溅起的泥水溅污行人的衣物。②在沥青或泥泞路及其他易打滑的路上要控制车速,不可急转向或制动,以免打滑。③久雨的天气要注意路基疏松和坍塌,在傍山路、堤路或沿河道路上,避免靠边行驶或停车,防止翻车。④遇特大暴雨,要把车停在远离山洪的地方,雷雨天气,不能将车停在过于暴露的路面上,以防雷击,停车时要开警示灯,引起来往车辆的注意。

13. 在冰雪路面上行车怎样预防交通事故?

冰雪路面上比较滑,行车时应格外注意:①保持车辆匀速行驶,需要提速时应缓慢加速,选择道路时方向盘不要操作过急,转弯时不可急转猛回,以防侧滑。②冰雪路上会车时应选择宽敞平坦地点,交会时不要太靠路边,相遇地段不宜会车时不要冒险会车。③冰雪路上原则上不应超车,必须超车时要选择宽敞平坦、冰雪少的路段,不可强行超越。④停车或减速时要尽量用手制动,少用脚制动,以防侧滑。

14. 浓雾天气怎样预防交通事故?

浓雾天气能见度大大降低,增加发生交通事故的危险性,因此行车时应注意：①雾太大，能见度太低时，要暂停行驶，待能见度恢复到一定程度时再行驶。②适当减速行驶，打开防雾灯及前后小灯和示宽灯，沿路右侧行驶，但不要太靠边，以免与路边行人及其他障碍发生碰撞。③行驶中多鸣笛，引起行人和车辆的注意。④会车时用灯光示意，尽量避免超车。

15．遇到风沙天气怎样预防交通事故？

风沙天气影响驾驶员的视野，对安全行车危害很大，行车时应注意：①遇到风沙时，要关紧驾驶室的门窗，防止灰尘迷眼。②货车要把装运的货物固定好，装载货物体积大、重量轻时，车辆要停车避风，以防车辆因风大偏离行驶路线或被大风掀翻。③减速行驶，注意躲避行人的动态，防止压、撞伤行人。

16．穿越隧道或涵洞时如何预防交通事故？

驾驶员驾车穿越隧道时要严格遵守交通标志和其文字说明，单车隧道要观察前方有无来车，根据情况缓行通过，通过时要适当鸣笛或开启前后灯光；双车隧道要靠右侧行驶，根据情况开启灯光，不宜鸣笛，防止噪声影响其他车辆；隧道内不可停车。

驾驶员驾车穿越涵洞前要提前减速，观察交通标志，判断车辆装载高度是否超过限高，必要时要停车进行核实，不能冒险穿越，涵洞内较湿滑，要注意防滑，也要随时注意前方来车情况。

17．怎样观察来车？

观察来车主要是在行车时驾驶员用眼睛感知来车的车型、距离、速度和动向。驾驶员要根据来车的车型、距离、速度和动向采取不同的措施。

首先，要了解各类车辆的行驶特点，大客车、平板车体积大、面积宽，会车时要注意在狭窄路段要让其先行；运输卡车速度快，好挤好钻，有时抢道，要看其装货时有无体积大或伸出车箱的东西，防止擦刮；小汽车和摩托车体积小，速度快；拖拉机机动性差，噪声大，不易听清信号；特种车车速快，来势猛，要尽快避让；自行车较灵活，随处可到；畜力车机动性差，下坡难控制，牲畜易受惊。第二，驾驶员要正确观察来车或前车的距离，以便安全会车或超车。第三，要正确判断来车的速度，及时做好会车准备。

驾驶员成功观察要做到：①要用各种感官观察。②观察时要集中注意，积极思考。③要从静止中发现变化，变化中发现静止。④观察中要防止发生错觉。

18．机动车会车应遵守哪些规定？

（1）在没有划中心线的道路和窄路、窄桥须减速靠右边通过，并注意机动车和行人安全，会车有困难时，有让路条件的一方让对方先行。

（2）在有障碍路段会车时，有障碍一方的车辆须减速让对方先行，但有障碍一方车辆正在超越障碍时，对方车辆须减速让行。

（3）在狭窄坡路下坡车让上坡车先行，但下坡车已行至中途而上坡车未上坡时，让下坡车先行。

（4）在傍山险路会车，靠山壁一侧的车辆须让外侧的车辆先行。

（5）夜间在没有路灯或照明不良的路上，须距对面来车150m以外互闭远光灯，改用近光灯。在窄路、窄桥与非机动车会车时，不准持续使用远光灯。

19．机动车超车时应遵守哪些规定？怎样避免与被超车相撞？

机动车超车时应遵守以下规定：

（1）超车前须开左转向灯、鸣笛（禁止鸣笛区域、路段除外），夜间改为变换远近光灯，确认安全后，从被超车左边超越，在同被超车保持必要的安全距离后，再开右转向灯，驶回原车道。

（2）被超车示意左转弯、掉头时，不准超车。

（3）在超车过程中，与对面来车有会车可能时，不准超车。

（4）不准超越正在超车的车辆。

（5）在交叉路口、人行横道、漫水路、漫水桥等路段，不许超车。

（6）在胡同、铁路道口、急转弯、窄路、隧道、陡坡路、冰雪路、泥泞路和风、雨、雪、雾天气，能见度不足30m时，以及车辆发生故障和牵引故障车时，进出非机动车道时不准超车。

为避免与被超车相撞，超车时要注意以下几点：

（1）跟随前车不宜太紧太近，以便于观察前方路况和为前车突然制动时留下避让距离。

（2）密切注意前车的行驶情况，根据行驶情况判断前车驾车人的技术。

（3）前车虽靠右侧行驶，但未减速，在不能肯定让超车时，不要贸然超车。

（4）超车中应尽量避免猛打方向盘或突然制动，以免侧滑掉头发生撞车。

（5）后车超越前车后应沿超车路行驶一段距离后再逐渐回原车道。

20．机动车掉头和倒车有哪些规定？

机动车在铁道路口、人行横道、弯路、窄路、桥梁、陡坡、隧道或容易发生危险的路段不准掉头。机动车倒车时须察明车后情况，确认安全后方准倒车，铁道路口、交叉路口、单行路、弯路、窄路、桥梁、陡坡、隧道和交通繁华路段不准倒车。

21．摩托车在行驶中有哪些规定？

（1）二轮摩托车、轻便摩托车载物高度从地面不准超过1.5m，左右宽度都不准超过车把15cm，长度不准超出车身20cm。

（2）二轮摩托车驾驶员座前不准带人，二轮、侧三轮摩托车后座不准负载不满12岁的儿童，轻便摩托车不准载人。

（3）在道路宽阔、空闲、视线良好、保证交通安全的原则下，轻便摩托车的最高时速为30km/h，其他条件下要慢速行驶。

22．怎样预防电动车交通事故？

（1）电动车手在道路上行驶尽可能远离大型车辆。在道路上与大型车辆或其他车辆同方向行驶时，有机、非分离的道路，一定要进入非机动车道内行驶，远离这些"强悍的大家伙"，安全才有保障。

（2）由于受道路客观条件的限制，在一些路段不分机、非车道的道路上，电动车千万不要与同方向行驶的大型车辆或者其他车辆长时间并排行驶，更不要行驶在大型车辆右侧的后视镜旁前后2～3m的范围并行。因为，这个区域是大型车辆驾驶员的视角盲区。

（3）行驶至路口时，一定要看清楚左侧车辆的行驶动态，不要轻易左转或变更车道。特别是遇到大型车辆右转弯时，千万不要抢道从其车头穿行，哪怕其行驶速度不快，也不能从其车头穿行。因为，这些大型车辆车体高，电动车矮，大型车辆驾驶员不一定观察到你，盲目抢道是相当危险的。

（4）雨天穿雨衣驾驶电动车时，建议选择颜色鲜艳、质地薄的雨衣，例如红色、黄色，这样容易被其他车辆的驾驶员发现；质地薄的雨衣隔音不好，容易听到附近其他车辆的响声。

（5）驾驶的电动车要保证良好的车况，制动灯光和后视镜都要齐备有效。

（6）不得酒后和醉酒驾驶电动车，不得超速行驶。

（7）凡是驾驶大型车辆的驾驶员，在机、非混行的道路上行驶时，也一定要多加观察在右侧行驶的电动车和其他非机动车的行驶动态，要与这些车辆保持足够的横向安全距离。特别在转弯时，一定要减速慢行，提前开启右转向灯指示，注意观察后视镜，尽可能地利用驾驶员本身可以活动躯体的错位姿势来扩大对视角盲区的观察，确认安全后再转弯。

23. 自行车交通的特点有哪些？

（1）自行车是一种慢速、无防护的交通工具。由于骑车人没有任何防护措施，所以自行车在运行中易受到外界环境的影响和干扰，特别是混合交通中与机动车平行运行时，骑车人心理上受到来自机动车的横向压力，与机动车分离的距离越少，机动车的速度越高，这种横向压力就越大。

（2）自行车比机动车启动快，是一种不稳定的交通工具，重心偏高，运行中靠车把和骑车人本身体重的左右移动来控制方向和平衡。

（3）自行车交通是"离散式"或"集团式"运行，自行车经常是两人或多人并行，成群成团向前挤行，遇有车速稍慢者，必抢行超车，遇有障碍物必绕行等。

24. 哪些因素影响自行车事故的发生？

（1）自行车是一种不太稳定、不太安全的交通工具，尤其在机动车与非机动车混行的交通中容易造成行车事故，再加上道路条件差，自行车交通安全设施不健全，有些骑车人不遵守交通规则等，自行车所造成的交通事故是比较严重的。

（2）交通流量、交通速度以及道路类型等都是影响自行车事故发生的因素。就事故发生率来说，城区高于郊区，但就死亡率来说，郊区道路却高于城区道路，尤其在机动车交通流量大和交叉路口多的道路上，自行车事故较为严重。

（3）自行车交通事故也受骑车人及其他交通参与者行为的影响，如自行车行驶在交叉路口或路段要左转弯时的交通动线，要与同方向直行和右转弯机动车的交通动线相交形成四个冲突点，易于发生事故。自行车从胡同或支路上突然出来，直行和左转弯时，自行车在路段行驶突然猛拐与直行机动车的冲突点都是最危险的，因为这时机动车驾驶员事先无任何思想准备，最易发生事故。

（4）自行车进入快车道行驶与机动车相撞，或机动车从胡同或支路突然开出横过或进入干线，机动车进入慢车道与自行车相撞等。

（5）骑车人心理状态引起的交通现象和事故也是不容忽视的。如在无交通控制的情况下，骑车人愿选平坦宽敞和车辆少的地带；骑行时的超越心理；在成团成群地向前挤行时的超先心理；在多车道、多车种混乱行车中所引起的恐惧心理而导致的慌乱现象等；骑车时注意力分散，无意识骑行的麻痹大意心理等都易造成交通事故。

25．防止自行车事故发生有哪些措施？

（1）加强管理，建立健全交通法规：造成自行车事故的主要原因之一是骑车人违反交通规则。包括在快车道上骑行、逆行、骑快车转弯猛拐、刹车不灵、骑车带人、雨天骑行打伞及载物不当等。为此应加强对自行车的管理工作和建立必要的有关自行车的交通法规，在加强教育的同时，对违反交通规则的骑车人可以给予处分或经济制裁。

（2）加强自行车交通安全的措施：如有条件，可实行自行车与机动车安全分流；如无条件，可实行部分分流形式，可考虑让一部分道路实行安全分离，另一部分在一块板的道路上混行，如遇三块板交叉，有条件可做下穿或简单主体交叉，无条件的则可实行信号灯控制。在城市中心区，如道路密度大而且较均匀或成方格网道路系统情况下，可考虑采用自行车车流与机动车车流均为单向交通形式，可避免彼此冲突。另外，为使自行车与机动车分开，可在道路上用路面标志和交通标志或采用水泥墩把道路分出一部分作为自行车道，这种物理分隔形式对交通安全也是不可少的。对于自行车的坡道也应限制，一般纵坡不要超过5%。

26. 什么是行人交通事故？

行人交通事故就是与行人有关的交通事故。我国是一个人口多的国家，人员流动频繁，城市和乡村的道路上行人很多，造成交通事故的频率就高，再加上对行人交通科学管理不完善，因此，我国行人交通事故也是一个突出问题。

27. 有哪些因素易引起行人交通事故？

在世界各国的行人交通事故中，以少年儿童（14岁以下）和老年人（65岁以上）的死亡率最高。老年人死亡率高的原因是身体机能衰退，反应迟钝，行动缓慢，对车辆的观测和躲避不及时。老年人的事故多发生在横过马路上。少年儿童死亡率高的主要原因是他们适应交通环境的能力较差；不懂得车辆的性能，不懂交通规则和预防交通事故的知识，尤其是幼儿和低龄儿童在没有大人保护的情况下单独活动或几个儿童在一起追逐玩耍，横过马路的情况肇事最多。

28. 在哪些地点易发生行人交通事故？

行人交通事故多发生在行人横过马路时，因为行人速度较低，而机动车的时速很快，常常走到马路一半就可能与机动车相撞，是十分危险的。

另外，当行人在车行道上行走时，也是十分危险的，特别是机动车多、车速快以及光线不好的情况下容易造成行人事故，在混合交通中因刮、碰造成的行人交通事故则更为严重。

29. 在哪些时间易发生行人交通事故？

（1）黄昏和夜晚：因为视线模糊，驾驶员不易识别行人。

（2）雨天、雪天：因道路滑不易刹车，行人行走时也容易摔倒等。

（3）街道照明差：这也是引起行人交通事故的原因之一。

30. 如何预防行人交通事故？

行人的思考、经验和反应是决定其行动的主要因素，对驾驶员来说，能够注意分析不同行人的不同心理反应特性，对于避免行人交通事故、保证行车安全是十分必要的。

有的行人明知车开来也不避让，他们认为车是人开的，不会撞人也不敢撞人，在遇到这种情况时，驾驶员千万不要急躁和赌气，应当降低车速，鸣笛，耐心地设法通过。有些行人行进过程中思想高度集中，对鸣笛声无反应，驾驶员应对这种行人小心绕行，切勿在人离车很近时突然鸣笛惊吓，以免由于突然受惊吓乱躲而造成事故。

车辆将来时，在路边行走或休息的行人为躲避灰尘、泥土等，有时会突然从路的一侧跑到另一侧，在这时，驾驶员应减速慢行，随时做好停车准备。

老人、病弱的行人，一般反应较慢、力不从心、行动迟缓、缺乏避车的能力；小孩不懂交通规则，在马路上追逐玩耍，遇车则四处乱跑，驾驶员应十分注意他们的动向。另外，也应做好宣传，告诉儿童过马路要注意交通安全，不要在马路上玩耍等。

对于有残疾的行人，则要根据他们的反应和行走特点采取相应的预防措施，做到心中有数，防患于未然，以保证行车安全。

31．保护行人安全有哪些措施？

道路上设置人行道是保护行人最基本的方法之一，行人是交通的弱者，应受保护，在城市中的一般街道应使人行道和车行道分离，除了采用栅栏等物理分离外，人行道也应有一定的宽度。

路肩也应有一定的宽度，以支持路面以及供行人步行及临时停靠车辆之用。另外，路肩也要尽量平坦，以避免有的行人为了避免在坎坷不平的路肩上行走而到平坦的车行道上行走，引起危险情况的发生。

在城市交通的主要路口要有人行横道、交通信号和安全岛，以控制过马路的行人和车辆。

32．什么是感知错误？

感知错误可分为3种情况，一是刺激物出现了，但驾驶员没有或无法感知到；二是刺激物已被发现，但感知错了；三是刺激物感知不全面。

发生这3种类型的感知错误要从感知产生的过程说起，要产生感知觉首先必须要有刺激物，刺激物作用于驾驶员的感觉器官才能产生感知觉，刺激物要引起人的感觉，既要有足够的强度，又要在感觉器官所能达到的范围内；其次，要有健康的感觉器官，感觉器官是接受刺激的机构，它的功能是否正常，直接影响感觉的质量；再次，要有清醒的头脑，感知觉是由于刺激物作用于感觉器官，传入神经把信息传入大脑皮层而产生的。

驾驶员感知错误的原因在于刺激物、感觉器官和大脑3个方面，了解影响这3个方面的各种因素，就增强了感知客观事物的自觉性，从而能比较正确地反映客观事物的真实情况，给思考和判断提供感性材料。

33．什么是判断不准确？

所谓判断不准确主要指驾驶员通过思考做出的判断与实际情况不相符。在驾驶过程中，驾驶员要根据感知材料和自己已有的经验对道路的宽窄、软硬、前后车辆的速度、企图、行人的情况及动向、自己车子的技术状况及本人的各方面情况做出判断，任何一项判断错误都有可能造成行车事故。判断不准确主要由以下原因造成：一是感知材料不全面、不正确，二是知识经验不丰富，三是存在侥幸心理，四是思想方法和思维品质存在缺点。

34．什么是反应不恰当？

交通事故的直接原因，从人的因素来说，就是反应不恰当。感知错误和判断不准确是人头脑里的活动，只有按照自己的判断做出反应的时候，才能改变车子的状态和运行情况。如果反应不恰当，就导致车子出各种事故。反应不恰当的两种情况，一是反应不及时，二是反应不准确。

影响反应及时性的因素包括：①刺激物不同，反应时间不同。②同一类刺激物强度越大，反应时间越短；刺激物与背景对比强，反应时间短，对比弱，反应时间长。③产生反应的身体部位不同，反应时间不同。④年龄和性别不同反应时间不同。⑤心理上对反应有准备时，反应时间短，出乎意料的事物出现，心理上无准备时反应时间长。

影响反应准确的因素包括：刺激物的强度、任务的复杂程度和行车速度，以及技术操作的熟练程度，不了解操作后果等。

驾驶员应了解和掌握影响及时性和准确性的因素，有意识地加强学习和训练，缩短反应时间，使反应更加及时，提高技术动作准确性，从而促进安全行车。

35．驾驶员的性格与交通事故有什么关系？

性格是指人的态度和行为方面较稳定的心理特征，专家经调查测验发现，易出事故和事故多发者的性格具有以下特点：①感情冲动，易兴奋焦躁、恼怒等；②对工作安于现状，不求上进；③不沉着，心不在焉及工作时慌乱；④情绪随天气等外界条件变化而变化；⑤理解力低下，判断和思考能力差；⑥易大喜大怒，不能理性控制行动；⑦处理轻率、冒失；⑧反应迟钝，不爱活动等。上述性格特点是驾驶员安全行车的大敌，驾驶员必须加强自身修养，培养良好性格，确保行车安全。

36．驾驶员行车中有哪些不安全心理状态？

驾驶员行车中的不安全心理状态有：①盲目自信，思想麻痹，出现异常时感到出乎意外，表现惊慌失措，束手无策。②侥幸心理，图省事，怕麻烦。③紧张，注意的转移和分配不良，决策匆忙，忙中出错。④骄傲自大，过高地估计自己，对出现的异常情况满不在乎，对危险不易察觉。⑤对工作有厌倦感，注意力不集中，反应迟钝，活动能力低下。⑥情绪不良影响注意力，情绪波动反常，好走极端，控制能力减弱。

37．情感与行车事故有什么关系？

情感是人对待客观事物的态度和体验。欢喜、满意、愉快使人感到舒适，对驾驶员的观察和判断有促进作用，使其勤于观察和思考，反应迅速，动作敏捷，带着这种情感驾车对安全行车大有好处。悲哀、忧愁、愤怒、恐惧时，驾驶员无精神、感受性降低，懒于观察和思考，行动迟缓，反应变慢，在这种情感支配下驾车很容易发生交通事故。

38．激情对安全行车有什么影响？

激情是一种迅速强烈地爆发而时间短暂的情感。它通常是由一个人生活中具有重要意义的事件所引起，对于意向的冲突或过度的抑制都容易引起激情，处于激情状态下，人的认识活动范围往往会缩小，人被引起激情体验的认识对象所局限，理智分析能力受到抑制，控制自己的能力减弱，往往不能约束自己的行为，不能正确评价自己行动的意义和后果，造成事故的发生，因此驾驶员在行驶过程中对于不良的激情要有意识地加以控制，转移注意，冲淡激情爆发的程度，避免交通事故的发生。

39．应激对安全行车有什么影响？

应激是在遇到出乎意料的紧急情况时所引起的情绪状态。处于应激状态时，人的生理和心理发生一系列变化，知觉和注意范围缩小，记忆发生错误，语言不连贯，产生全身性兴奋反应，行为在一定程度上发生慌乱，出现不合要求的动作。但人与人之间应激变化的差异很大，有的人惊慌失措，手忙脚乱，势必导致事故的发生；而有的人则沉着冷静，毫不慌张，采取各种措施避免事故的发生。人在应激状态下的不同反应取决于人的性格特征、知识经验和所受的锻炼，驾驶员为了能在应激状态下及时、果断地处理险情，一方面要认真学习和总结经验教训，提高技术；另一方面要虚心请教，多接受锻炼，把自己培养成冷静，遇事沉着的人。

40．心境对安全行车有什么影响？

心境是一种微弱而持久的情感状态。心境对驾驶员安全行车有很大影响，积极良好的心境有利于积极性的发挥，保证行车安全；消极不良的心境使人厌烦、消沉，造成交通事故的发生。因此，驾驶员在进入驾驶室前应解决好一切问题，以愉快的心境驾车，不做心境的奴隶，学会控制和评价自己的心境，遇到挫折不灰心丧气，胜利时不沾沾自喜，保持心情舒畅。

41．驾驶员怎样集中注意？

所谓集中注意，就是根据驾驶任务和安全行车的需要，把全部精力集中到所从事的活动上，身心都沉浸在驾驶活动中。驾驶员的注意对象就是开车，集中注意对预防交通事故具有重要意义。驾驶员要集中注意应做到：

（1）要对驾驶工作的意义有明确的认识，要有对国家财产、他人生命安全和个人生命安全高度负责的责任感。

（2）防止单调的环境分散注意。

（3）要热爱驾驶工作，自己喜爱和感兴趣的内容最能引起注意，也最能集中注意。

（4）要养成一进驾驶室就提高注意力的习惯。

（5）要注意劳逸结合，锻炼身体，保障充足的睡眠，使精力充沛，头脑清醒，从而能持久地集中注意于驾驶工作。

42．驾驶员怎样转移注意？

所谓转移注意就是根据需要，把注意从一个对象转移到另一个对象上。注意对象的转移受以下因素影响：

（1）对前后活动的认识水平：驾驶员要认识到自己的神圣职责，要对国家财产、他人和自身安全负责。

（2）原来从事活动时注意集中的程度：驾驶员出车前最好有一段时间轻松一下，不要进行注意非常集中的活动，以利于注意的迅速转移。

（3）对先前从事活动感兴趣的程度：驾驶员出车前安排的活动，应从容易转移注意这一点出发，以保证行车时注意能够转移到安全驾驶上来。

43．行车中怎样预防与自行车有关的交通事故？

自行车载货时稳定性差，容易失去平衡而跌倒，行车中遇到载货的自行车要及早鸣笛，观其动态，若自行车行走平稳，可与其保持较大的间隔距离通过；若自行车发生摇摆，则要减速，从较宽的一侧缓慢通过。遇到与车辆竞骑的自行车，若道路条件较好，可加速及早将其甩掉，若道路条件不允许，则减速让其超越，切不可与之斗气。发现骑自行车的人攀扶车辆前进，应稳住方向，在平路上减速滑行，平稳停车，告诫骑车人停止这种危险动作，切不可加速将其甩掉，或使车辆靠边，排挤攀扶者，也不可猛打方向，将其甩掉或突然制动，利用惯性惩治攀扶者。对于抢道的自行车，驾驶员要适当降低车的速度，让其通过，不可与之斗气，更不可采取报复行动。对于城市中上下班时的自行车流，驾驶车辆车速要相对稳定，要警惕骑车人不给手势突然猛拐、斜穿或掉头或突然驶入机动车道。被行驶的自行车流包围的车辆，车速要与大多数自行车同速，要稳住方向，转向要缓慢，除鸣笛发出转向信号外，还要用手示意转向方向，不可猛打方向盘，也不可骤然起步或停车。

44．在交叉路口等视野盲区怎样预防交通事故？

公路上交叉路口众多，车辆驶近交叉路口时，驾驶员观察交叉路口两侧的视线被树木、房屋或高秆庄稼等挡住，车行至交叉路口时必须注意观察，降低车速到视距三角的安全速度以下，通常在到达路口前 50～100m 内将车速减到 20km/h，在乡村或狭窄路段的交叉路口要将车速控制在

10～20km/h。驾驶员行车时，两旁的高秆庄稼、树木、房屋及其他设施挡住视距，出现视野盲区时要注意：①降低车速到出现异常时能把车停在安全停车范围内。②在不影响来车时应尽量在路中间行驶。③多鸣笛提醒横向车辆和行人的注意。④注意观察并记住经常行驶路线的路口、岔道和行人情况。

45．怎样预防车辆失火或爆炸时致残？

车辆失火一般发生在撞车、翻车或车辆加油之际，均为燃油被明火点燃着火，因此驾驶员应注意：①立即切断油源，关闭油箱或取走车上燃油后迅速离开驾驶室，如车门无法打开，要从挡风玻璃处离开，火焰逼近无法躲避时，要用身体压火焰，冲出一条路，冲出时要保护好外露皮肤，不要张嘴或呼喊，以免灼伤呼吸道。②燃油着火不要用水浇和拍打灭火，要用沙土、棉被或篷布等蒙盖灭火。③接近火源时要及早脱去的确良、尼龙等化纤衣物，以防烧伤。④若高压电着火，要立即切断电源。

车辆爆炸事故一般发生在装运危险品的车辆或撞车碰到油箱或油箱在火灾中燃烧时间过长所致。当有爆炸危险时，要及时离开危险区，爆炸发生应迅速就地卧倒，如有可能要尽量选择凹地、土坡、屋后等地方，以避免或尽量少地使身体暴露在危险空间，以免受伤。

46．车辆坠河、坠崖或掉进水里如何防护？

车辆行驶中，一旦坠河或坠崖，下落时要抓紧方向盘，身体后仰，紧贴背垫随车翻滚，要尽量避免身体在驾驶室内滚动，以防撞击致伤。若车辆翻滚下坠的速度不快，要尽快看清下坠方向的地理情况，以便落地时迅速采取脱离措施，即将坠地时要缩头弓背，双手抓紧车上固定物以备冲撞，若来得及调整姿势，可让腿朝着坠地方向，保护头部免受致命伤害。

车辆掉进水中时，应迅速估计水深能否淹没车体，若水较浅，驾驶室不被淹没时，要待稳定后设法脱离；若水深将淹没驾驶室，也不要急于打开车门或车窗玻璃，应立即选好脱离出口，深呼吸，做好憋气潜水准备，待水灌满驾驶室，车内外水压基本相等即将淹没头顶前从选好的出口破窗或开车门潜游出水面。

47．照明与交通事故有什么关系？

照明不良时，因反复努力辨认，易出现视觉疲劳，视力下降，眼球发胀，头痛等症状。在亮度对比过大或物体及其周围背景发出刺目和耀眼光线时（即"眩光"状态下），也会因缩瞳而降低视网膜接受到的光线刺激，并在大脑皮层间产生相互作用，使视觉模糊，而且眩光在眼球介质内散射，减弱物体与背景的对比，造成不舒适视觉条件，导致视觉疲劳。驾驶员在夜间会车将本车前照灯变为近光时，50m以外路面的照明急剧降低，形成短暂时间内丧失识别障碍的能力，造成盲目行车，极易造成交通事故。

48．噪声和振动与交通事故有什么关系？

噪声对驾驶员的生理影响很大，导致驾驶员听觉疲劳，进而发展为听觉损伤和噪声性耳聋，影响信号的传递，使驾驶员不易觉察或辨别各种信号，造成交通事故。噪声也影响驾驶员的心理，造成驾驶员焦急、厌烦、生气等不愉快情绪，影响安全行车。

振动能引起关节变化、振动病和血管痉挛等，在振动条件下，驾驶员视野抖动不稳定，使视觉的准确度、仪表的判读能力等受到影响，从而降低人的视觉与操作的准确性，增加失误，酿成事故。

49．温度和湿度与交通事故有什么关系？

温度升高，湿度相对增大，使驾驶员的生理功能发生障碍，破坏了正常的体温平衡，人体温度升高，驾驶员心理上感觉不舒服，出现闷热、心慌、眼花或中暑症状，失误增加，事故频率增大。而在寒冷的条件下驾车，人体为保持正常的体温，心脏加倍工作，由于心脏过劳而导致紧张，操作变得呆滞，事故频率也增加。

50．为什么快车容易导致交通事故？

快车容易出事故，主要在于：

（1）高速行驶使驾驶员不容易全面正确地感知车内外的变化。刺激物要引起感知觉，既要有一定的强度，又要有足够的刺激时间；快速行车，刺激强度和时间不能满足要求，驾驶员对颜色等的辨别也容易发生错误。

（2）高速行驶使驾驶员的空间认知能力减退，也就是对事物大、小、动、静等感知不良。

（3）高速行驶中，驾驶员的速度感变迟钝。高速行驶时绝对速度大，相对速度也大，不容易对自己的车速做出正确判断，也易对行人和来车速度有低估倾向。

（4）高速行驶时驾驶员极易疲劳。高速行驶中，超车、会车机会增多，车外情况应接不暇，驾驶员心情易紧张，两眼凝视远方并集中于一点，视野狭窄，刺激单调，很容易造成疲劳。

（5）高速行驶给注意转移带来困难。

（6）高速行驶驾驶员的思维赶不上情况的变化。

（7）高速行驶影响驾驶员操作反应的及时性和准确性。

总之，高速行车对感知的正确性、判断的准确性及反应的恰当性都会产生不利的影响。

51．开快车的原因有哪些？

高速行车的原因主要表现在以下方面：

（1）送人赶车、赶船、赶乘班机。

（2）追求开快车时产生的轻快、舒畅的感觉。

（3）在交叉路口绿灯快灭或侧方岔路有车要与本车同时通过交叉路口时。

（4）车上装了活鱼等怕坏的鲜活物品。

（5）好出风头，想在他人，尤其是异性面前"露一手"。

（6）有约会或其他事必须按时到达目的地。

（7）随车队行驶途中因故掉队，急需赶上车队。

（8）私自开公家的车，怕被发现。

（9）开车时间过长，饥饿疲劳，想抓紧时间赶回就餐和休息。

（10）乘车人对行车速度表示不满，希望加快速度。

（11）任务重，时间紧，怕不能按时完成任务。

（12）任务有定额，想早点完成。

（13）抢在对方车辆前通过涵洞、隧道、桥梁或狭窄路口。

（14）出车误点，想赶回误了的时间。

（15）开车斗气。

（16）因抢险救灾、捕盗、运送急重患者等感到责任重大，又可以优先行驶，致使车速过快。

52．怎样预防夜间行车交通事故？

①注重车辆保养，夜间行车前要检查车辆状况，发现故障立即排除，无法排除则不可夜间行车。②夜间开车前戴红色眼镜 30min，可保持较长时间的暗适应。③疲劳、瞌睡时不要勉强驾驶，要适当停车休息。④行车中要随时注意仪表的情况，发现问题应立即停车检查予以排除，不可冒险行车。⑤在多尘路上跟随前车行进时，要拉长跟随距离，避免前车扬起尘土妨碍视线；⑥行驶中应注意道路施工信号灯等情况，路况不明时，必须减速，有必要时要停车查清情况后再走。⑦夜间要尽量避免超车。⑧夜间如需倒车或掉头，必须看清进退地形和四周安全地界。⑨夜间行驶或停车，要避免驶入路边草地、暗沟、暗坑处或路基松软处而发生陷车事故，停车时应开亮小灯和尾灯，以引起来往车辆和行人的注意。⑩如来车强光刺目，有眩晕感时，最好在路边停车，待视力恢复后再行驶。⑪行车中不要吸烟。

53．夜间行车怎样判断路面情况？

夜间行车可根据车辆的灯光、道路的颜色判断路面情况。

（1）根据灯光判断路面情况：夜间驾驶时应将汽车大灯调整好，在灯光投射距离正常的情况下，灯光照射变化有下列规律：灯光投射距离由远变近时，表示汽车已接近或正在上坡路上；灯光投射距离由近变远时，表示汽车已在下坡或由陡坡进入缓坡；灯光离开路面，表示前方出现急弯或面临大坑，或是车辆正在坡顶；当灯光由路中移向路侧时，表示前方出现一般弯道；灯光由路的一侧移向另一侧，表示连续弯道；灯光照到路上，感到路面发黑光线不强时，表示沥青路；路面发亮，光线明快时，表示砂砾路。

（2）根据道路的颜色判断路面情况：夜间开灯驾驶时，前方路面出现黑影，驶近时又逐渐消失，表示路面有浅小坑洼；黑影不消失表示路面有深坑大洼。在夜间熄灯的条件下：无月夜时，深灰色为路面，黑色为路外，灰色中间两条粗黑线为车辙；在月夜，灰白色为路面，深灰色为车辙，白色反光为水洼；雪后，灰白色为车辙，灰黑色地方为无雪处。

54．为什么酒后开车易出事故？

酒后开车易出事故是因为：①饮酒影响人的大脑，使驾驶员的色彩感觉和触觉受酒精影响而降低，色彩感觉能力降低不能很好地区分信号和各种标志的颜色，触觉能力降低则不能准确地进行驾驶操作，造成交通事故。②饮酒后影响思考和判断能力，造成判断失误。③饮酒对记忆力和注意力也发生严重影响，酒醉后记住的东西易忘记，注意转移变慢，反应迟钝。④酒醉后性格和情感也会发生暂时的改变。

55．怎样预防酒后交通事故？

①加强法制教育和职业道德教育，严禁酒后开车。②饮大量啤酒和低酒精饮料后也不能开车。③酒醉后必须等酒醉症状完全消除后才能开车。④节假日、喜庆活动后，领导要加强检查力度，杜绝酒后开车。

56．吸烟与交通事故有什么关系？

吸烟的有毒烟雾从外部刺激人的眼睛，并通过血液循环把毒物带至视网膜上，造成视觉障碍。烟草中的尼古丁使血管收缩，一氧化碳造成大脑缺氧，影响脑组织而使思维迟钝。吸烟使人大脑功能降低，难以准确进行驾驶操作，吸烟还会造成烟灰蒙眼或注意分散。开夜车吸烟还会降低驾驶员的暗适应能力，使驾驶员看不清黑暗中的物体，从而造成交通事故。

57．怎样预防吸烟引起的交通事故？

预防吸烟交通事故：①对吸烟的危害有客观的认识，争取做到戒烟或不吸烟。②严格遵守交通规则，对国家财产、他人和个人生命安全负责，禁止驾驶员在行驶过程中吸烟。③禁止乘客在驾驶室内吸烟，给驾驶员创造良好的休息环境，减少其被动吸烟危害。

58．什么是驾驶疲劳？

驾驶疲劳是一种脑力和体力同时紧张而引起的疲劳，驾驶员在驾驶过程中，要不停地从交通系统、交通条件等信息中准确地认读、快速地判断，随时随地按照新的信息采取适当的操作，保证车辆安全运行。因此，要求驾驶员必须高度集中注意力，同时驾驶员姿势相对固定，活动受限。这些引起驾驶员精神负担过重和体力消耗大，导致疲劳，使其知觉减退，反应迟钝，很容易发生判断错误而造成行车事故。

驾驶疲劳的主要症状有：困倦、注意力不集中和自觉疲劳、严重时会产生肌肉局部疼痛、关节痛、头痛、头晕、全身乏力等症状。

59．怎样预防驾驶疲劳造成的交通事故？

预防驾驶疲劳造成交通事故：①尽量避免在过度疲劳时开车。②在疲劳的不同阶段采取不同的预防措施。在疲劳开始阶段可停车休息片刻，到车外呼吸一下新鲜空气，疲劳进一步加剧时，则要求驾驶员进行较长时间的休息，在第三阶段出现瞌睡时必须停车，待身心机能恢复后再开车。③急性疲劳只要及时休息会很快消除，慢性疲劳需进行较长时间的休息。④疲劳后，年龄大的驾驶员要比青年驾驶员多休息一些时间，对女性驾驶员的疲劳情况要酌情处理，休息时间比男性稍长为宜。⑤强调劳逸结合，讲究科学开车。⑥注意休息的方式和环境，要在良好的环境中，充分休息好。⑦行车中使用清醒带和瞌睡防止器。

60．正确的驾驶姿势是什么？

正确的驾驶姿势是：身体对正方向盘坐稳，两手分别握持方向盘边缘的左右两侧，两眼向前平视，看远顾近，注意两边，头部端正，颈部肌肉自然放松，上身轻靠后背垫，胸部略挺，两膝分开，右脚以脚跟为支点，脚掌轻放在加速踏板上，左脚轻放在离合器踏板下方。正确的姿势使精力集中，既能正确进行驾驶操作，又能使人感到轻松、舒适，能够进行较长时间的驾驶。

61．交通信号有哪几类？

交通信号有：指挥灯信号、车道灯信号、人行横道灯信号、交通指挥棒信号、手势信号，共5类。

62．指挥灯信号有哪几种？

指挥灯信号有：绿灯亮、黄灯亮、红灯亮、绿色箭头灯亮和黄灯闪烁，共5种。

63. 5种指挥灯信号各起什么作用?

绿灯亮时,准许车辆、行人通行,但转弯的车辆不准妨碍直行的车辆和被放行的行人通行。

黄灯亮时,不准车辆、行人通行,但已经越过停止线的车辆和已进入人行横道的行人可以继续通行。右转弯的车辆和T形路口右边无横道的直行车辆,在不妨碍被放行的车辆和行人通行的情况下,可以通行。

红灯亮时,不准车辆、行人通行。右转弯的车辆和T形路口右边无横道的直行车辆,在不妨碍被放行的车辆和行人通行的情况下,可以通行。

绿色箭头灯亮时,准许车辆按箭头所示方向通行。

黄色指挥灯闪烁信号,是提醒车辆、行人注意,须在确保安全的原则下通行。

64. 车道灯信号有哪几种?各起什么作用?

车道灯信号有:绿色箭头灯和红色叉形灯两种。

绿色箭头灯亮时,本车道准许车辆通行。

红色叉形灯亮时,本车道不准车辆通行。

65. 人行横道灯信号有哪几种?各起什么作用?

人行横道灯信号有:绿灯亮、绿灯闪烁和红灯亮3种。

绿灯亮时,准许行人通过人行横道。

绿灯闪烁时,不准行人进入人行横道,但已进入人行横道的可以继续通行。

红灯亮时,不准行人进入人行横道。

66. 机动车载人必须遵守哪些规定?

①不准超过行驶证上核定的载人数。②货运机动车不准人、货混载,但大型货运汽车在短途运输时,车厢内可以附载押运或装卸人员1~5人,并须留有安全乘坐位置,载物高度超过车厢栏板时,货物上不准乘人。③货运汽车挂车、拖拉机挂车、半挂车、平板车、起重车、自动倾卸车、罐车不准载人。但拖拉机挂车和设有安全保险或乘车装置的半挂车、平板车、起重车、自动倾卸车,经车辆管理机关核准,可以附载押运或装卸人员1~5人。④货运汽车车厢内载人超过6人时,车辆和驾驶员须经车辆管理机关核

准方准行驶。⑤机动车除驾驶室和车厢外，其他任何部位都不准载人。⑥二轮摩托车驾驶员座前不准载人，其后座及侧三轮后座不准附载不满12岁的儿童，轻便摩托车不准载人。

67. 哪些车辆在执行任务时不受速度、路线、行驶方向和指挥灯信号的限制?

警车及其护卫的车队、消防车、工程救险车、救护车执行任务时，在确保安全的原则下，不受行驶速度、行驶路线、行驶方向和指挥灯信号的限制，其他车辆和行人必须让行，不准穿插或超越。

68. 哪些车辆不受行驶路线、行驶方向的限制?

洒水车、清扫车、道路维修车作业时，在保证交通安全畅通的情况下，不受行驶路线、行驶方向的限制。

执行任务的邮政车，凭公安机关核发的通行证，可以不受禁止驶入和各种禁止机动车辆通行标志的限制。

69. 机动车驾驶员必须遵守哪些规定?

①驾驶车辆时，须携带驾驶证和行驶证。②不准转借、涂改或伪造驾驶证。③不准将车辆交给没有驾驶证的人驾驶。④不准驾驶与驾驶证准驾车型不相符合的车辆。⑤未按规定审验或审验不合格的，不准继续驾驶车辆。⑥饮酒后不准驾驶车辆。⑦不准驾驶安全设备不全或机件失灵的车辆。⑧不准驾驶不符合装载规定的车辆。⑨在患有妨碍安全行车的疾病或过度疲劳时，不准驾驶车辆。⑩驾驶和乘坐二轮摩托车须戴安全头盔。⑪车门、车厢没有关好时，不准行车。⑫不准穿拖鞋驾驶车辆。⑬不准在驾驶车辆时吸烟、饮水、闲谈或有其他妨碍安全行车的行为。

70. 遇有灯光信号、交通标志或交通标线与交通警察的指挥不一致时，应服从哪种指挥?

车辆和行人遇有灯光信号、交通标志或交通标线与交通警察的指挥不一致时，应服从交通警察的指挥。

71．驾驶残疾人专用的机动车必须遵守哪些规定？

驾驶员必须领取并随身携带公安交通管理机关核发的残疾人专用车驾驶证；时速不准超过 20km；不准带人。

72．各种车辆载物必须遵守哪些规定？

机动车载物不准超过行驶证上核准的载质量，装载要均衡平稳，捆扎牢固，装载易散落、飞扬、流漏的物品必须封盖严密，载物不准超过规定高度、宽度和长度，载物长度未超出车厢后栏板时，不准将栏板平放或放下；超出时，货物栏板不准遮挡号牌、转向灯、制动灯、尾灯。

大型货运汽车载物时，高度从地面起不准超过 4m；宽度不准超出车厢；长度前端不准超出车身，后端不准超出车厢 2m，超出部分不准触地。

大型货运汽车挂车或拖拉机挂车载物时，高度从地面起不准超过 3m；宽度不准超出车厢；长度前端不准超出车厢，后端不准超出车厢 1m。

载质量 1000kg 以上的小型货运汽车载物，高度从地面起不准超过 2.5m；宽度不准超出车厢；长度前端不准超出车厢，后端不准超出车厢 1m。

1000kg 以下的小型货运汽车、拖拉机挂车和后三轮摩托车载物，高度从地面起不准超过 2m；宽度不准超出车厢；长度前端不准超出车厢，后端不准超出车厢 50cm。

车辆载运不可解体的物品其体积超过规定时，须经公安机关批准后，按指定时间、路线、时速行驶，并须悬挂明显标志。

73．在划分机动车道和非机动车道以及未划分机动车和非机动车道的道路上车辆如何行驶？

在划分机动车道和非机动车道的路上，机动车在机动车道上行驶，轻便摩托车在机动车道内靠右边行驶；非机动车、残疾人专用车在非机动车道上行驶。在未划分机动车道和非机动车道的路上，机动车在中间行驶，非机动车靠右边行驶。

74．各种车辆规定的最高时速是多少？

在设有中心双实线、中心分隔带、机动车道与非机动车道分隔设施的道路上：在城市街道上，小汽车为 70km/h，大型客车、货运汽车为 60km/h；在公路上，小汽车为 80km/h，大型客车、货运汽车为 70km/h。其他道路：在城市街道上，小汽车为 60km/h，大型客车、货运汽车为 50km/h；在公路上，小汽车为 70km/h，大型客车、货运汽车为 60km/h。

二轮、侧三轮摩托车在城市街道为 50km/h；公路为 60km/h。铰接式客车、电车、载人货运汽车、带挂车的汽车、后三轮摩托车，在城市街道为 40km/h，公路为 50km/h。

机动车辆在以下情况时最高时速不准超过 20km/h：①通过胡同（里巷）、铁路道口、急转弯、窄路、窄桥、隧道时。②掉头、转弯、下陡坡时。③遇风、雨、雪、雾天能见度在 30m 以内时。④在冰雪、泥泞的道路上行驶时。⑤喇叭、刮水器发生故障时。⑥牵引发生故障的机动车时。⑦进出非机动车道时。

75．车辆行经人行横道、胡同或门口时应遵守哪些规定？

车辆行经人行横道遇有交通信号放行行人通过时，必须停车或减速让行；通过没有信号控制的人行横道、胡同或门口时，必须减速慢行，注意行人安全；遇有学龄前儿童、小学生列队横过未划人行横道线的道路时，须减速让行。

76．机动车通过环形路口，有交通信号或标志控制的交叉路口时，应遵守哪些规定？

（1）通过环形路口时：按导向箭头所示方向行驶；变更车道时，不得妨碍其他车辆的正常行驶；进出环形路口时，让在路口内环行的车先行。

（2）通过有交通信号或交通标志控制的交叉路口时：①在距路口 100～30m 的地方减速慢行，转弯须同时开转向灯，夜间须将远光灯改用近光灯。②在划有导向车道的路口，须按行进方向分道行驶。③遇放行信号时，须让先被放行的车辆行驶。④向左转弯，须紧靠路口中心小转弯。⑤向右转弯遇有同车道前车正在等候放行信号时，须依次停车等候。⑥遇有行进方向的路口交通阻塞时，不准进入路口。⑦遇有停止信号时，须依次停在停止线以外，没有停止线的，停在路口以外。

77．车辆通过无交通信号或标志控制的路口时，应遵守哪些规定？

支路车让干路车先行；支干路不分的，非机动车让机动先行；非公共汽车、电车让公共汽车、电车先行；同类车让右边没有来车的车先行；相对方向同类车相遇，左转弯的车让直行或右转弯的车先行；进入环形路口的车让已在路口内的车先行；让行车辆须停车或减速瞭望，确认安全后，方准通过。

78．乘车人必须遵守哪些规定？

乘坐公共汽车、电车和长途汽车，须在站台或指定地点依次候车，待车停稳后先下后上；不准在车行道上招呼出租车；不准携带易燃、易爆等危险品乘坐公共汽车、电车、出租汽车和长途汽车；机动车行驶中，不准将身体任何部位伸出车外，不准跳车；乘坐货运机动车时，不准站立，不准坐在车厢栏板上；乘车人不准妨碍驾驶员驾驶或向车外投掷物品。

79．怎样根据路面标线的形式和颜色来判别其含意？

路面标线较多，平时可根据标线的形式和颜色来识别其含意：

（1）用白色连续实线作为车道分界线时，表示车辆行驶不得超越此线。

（2）用白色间断线作为车道分界线时，表示在保证安全的条件下，车辆可以越此线超车或做必要的转向。

（3）黄色实线表示严禁车辆越线、改变车道或越线超车。

（4）白色箭头指示线是用以指引车辆左、右转弯或直行的。

80．乘坐公共汽车哪些危险动作不能做？

（1）车进站时用手把门跟车跑动、拥挤。

危险原因：车辆在进站时虽然车速较慢，但候车人员较多，站台情况复杂，中小学生及老人身材小、体质相对较弱，在候车人流的拥挤下非常容易被挤倒，被行进中的车辆轧伤。

正确做法：候车时应站在公交站台上，待车停稳后，按顺序依次上车。

（2）公交车上乘客较少时，在车厢内嬉戏打闹，来回跑动。

危险原因：由于路面情况复杂，行进中的车辆随时都有急刹车的可能，车辆采取紧急制动时，乘客来不及把扶，极易摔伤、碰伤。

正确做法：上车后，尽可能向车厢后部走，扶好扶手。如身材小够不着扶手，可以把住座椅靠背。

（3）手把吊环上的横杆，双脚离地，在车辆行进中作"引体向上"动作；手把车厢内左右对称的立杆做"扩胸运动"。

危险原因：车辆在行进中根据路况可能急刹车，在车辆紧急制动时，极易造成摔伤、扭伤、拉伤。

正确做法：上车后，及时抓好扶手或座椅靠背。

（4）手握双肩背包带，在行进的车厢内练习平衡。

危险原因：由于双手紧握背包带，在车辆急刹车时不便及时把扶，极易造成面部、头部摔伤，后果严重。

正确做法：在车厢内一定要扶稳扶手或者坐好。

（5）乘车时吃带竹签类的食物。

危险原因：在车辆刹车、转弯时，由于车辆晃动，竹签极易扎伤喉咙，严重者危及生命。

正确做法：在车厢内拒绝食用带竹签类的食物。

（6）用手扶门轴，紧贴门站立。

危险原因：车门在打开和关闭时，门轴与门缝隙极小，极易把手挤伤；紧贴门站立，在车门打开时容易将人挤在门后，造成挤伤。

正确做法：上车后，不要在车门处拥挤打闹，要离开车门，并赶紧找到扶手扶好。

（7）下车时打闹、推搡。

危险原因：下车时推搡极易造成被推搡者从车上摔下，导致摔伤或被行进中的自行车撞伤。严重时被推搡者后脑着地，危及生命。

正确做法：下车时应手把车门上的扶手，依次下车，待身体完全站稳后再松手离开。

（8）站在车厢后门附近的高台边缘，单手扶立杆。

危险原因：在车辆采取紧急制动时，车厢后部高台上惯性相对较大。

正确做法：乘客较少时，中小学生应尽量避免站在车厢后部的高台上；如必须站在高台上时，也应手扶座椅靠背，远离高台边沿。

（9）乘车时将头、手伸出窗外。

危险原因：车辆在行进中，随时会与其他机动车会车，公交车行至狭窄街道时，路旁未经修剪的低矮树枝常常与车体发生剐蹭，如乘客将头、手伸出窗外，会车时极有可能造成挤伤、挫伤、划伤，严重时危及生命。

正确做法：乘车时一定不要把头、手伸出窗外。

（10）车辆行进中向反方向行驶车辆抛掷东西。

危险原因：在行进中的公交车上向反方向行驶的车辆抛掷东西，抛出的东西碰到反方向行驶车辆的车皮，在反作用力作用下会回弹向公交车，极易伤及车上乘客。

正确做法：车厢内有果皮箱，塑料袋、果皮之类的东西直接放在果皮箱里，千万不要扔出车窗。

八、减灾防病

1. 灾害期间有哪些常见病？

灾区卫生条件差，特别是饮用水的卫生难以得到保障，首先要预防的是肠道传染病，如霍乱、伤寒、痢疾、甲型肝炎等。另外，人畜共患疾病和自然疫源性疾病也是洪涝期间极易发生的，如鼠媒传染病（如钩端螺旋体病、流行性出血热），寄生虫病（如血吸虫病），虫媒传染病（如疟疾、流行性乙型脑炎、登革热）等。灾害期间还常见皮肤病，如浸渍性皮炎（"烂脚丫"、"烂裤裆"）、虫咬性皮炎、尾蚴性皮炎；意外伤害，如溺水、触电、中暑、外伤、毒虫咬螫伤、毒蛇咬伤、食物中毒、农药中毒等。

2. 自然灾害发生后怎样预防肠道传染病？

发生自然灾害，尤其是水灾的情况下，灾民聚居的地方环境卫生往往较差，这里人口密集，如果水源污染，粪便、垃圾和腐烂变质的有机物质（包括牲畜尸体）得不到恰当处理，蚊蝇便会孳生，加上不注意个人卫生和食品卫生，就会得肠道传染病，如霍乱、痢疾、肠炎、伤寒、副伤寒、甲型肝炎和戊型肝炎。

为预防这些肠道传染病，要及时发现、诊断、治疗和隔离患者，搞好环境卫生，经常清扫，建立并管好厕所，不要随地大小便，粪便和垃圾定时清理（掩埋或焚烧），消灭蚊蝇孳生场所，患者的粪便和呕吐物最好加入漂白粉处理。淹死、病死的禽畜不能食用，应掩埋或焚烧，饭前便后要洗手，用漂白粉或漂白粉精片（净水片）消毒生活用水，不喝生水，食物尽量煮熟再吃，不吃不干净和变质的食物。

3．环境污染对生物的影响有哪些？

环境污染往往具有使人或哺乳动物致癌、致突变和致畸的作用，统称"三致作用"。"三致作用"的危害，一般需要经过比较长的时间才显露出来，有些危害甚至影响到后代。

（1）致癌作用：是指导致人或哺乳动物患癌症的作用。早在1775年，英国医生波特就发现清扫烟囱的工人易患阴囊癌，他认为患阴囊癌与经常接触煤烟灰有关。1915年，日本科学家通过实验证实，煤焦油可以诱发皮肤癌。污染物中能够诱发人或哺乳动物患癌症的物质叫作致癌物，可以分为3类：化学性致癌物，如亚硝酸盐、石棉和生产蚊香用的双氯甲醚；物理性致癌物，如镭的核聚变物；生物性致癌物，如黄曲霉素。

（2）致突变作用：是指导致人或哺乳动物发生基因突变、染色体结构变异或染色体数目变异的作用。人或哺乳动物的生殖细胞如果发生突变，可以影响妊娠过程，导致不孕或胚胎早期死亡等。人或哺乳动物的体细胞如果发生突变，可以导致癌症的发生。常见的致突变物有亚硝胺类、甲醛、苯和敌敌畏等。

（3）致畸作用：是指作用于妊娠母体，干扰胚胎的正常发育，导致新生儿或幼小哺乳动物先天畸形的作用。20世纪60年代初，西欧和日本出现了一些畸形新生儿。科学家们经过研究发现，原来孕妇在怀孕后的30～50天内，服用了一种叫"反应停"的镇静药，这种药具有致畸作用。目前已经确认的致畸物有甲基汞和某些病毒等。

4．空气污染对人体健康有哪些影响？

大气是由一定比例的氮气、氧气、二氧化碳、水蒸气和固体杂质微粒组成的混合物。就干净空气而言，按体积计算，在标准状态下，氮气占78.08%，氧气占20.94%，氩气占0.93%，二氧化碳占0.03%，而其他气体的体积则是微乎其微的。随着现代工业和交通运输的发展,向大气中持续排放的物质数量越来越多,种类越来越复杂,使大气成分发生了急剧的变化。当大气正常成分之外的物质达到对人类健康、动植物生长以及气象气候产生危害的时候,我们就说大气受到了污染。

人需要呼吸空气以维持生命。一个成年人每天呼吸大约2万多次,吸入空气达15~20m^3。因此,被污染了的空气对人体健康有直接的影响。大气污染物对人体的危害是多方面的,主要表现是呼吸道疾病与生理功能障碍,以及眼、鼻等黏膜组织受到刺激而患病。比如,1952年12月5日~8日英国伦敦发生的煤烟雾事件死亡4000人。人们把这个灾难的烟雾称为"杀人的烟雾"。据分析,这是因为那几天伦敦无风有雾,工厂烟囱和居民取暖排出的废气烟尘弥漫在伦敦市区经久不散,烟尘最高浓度达4.46mg/m^3,二氧化硫的日平均浓度竟达到3.83ml/m^3。二氧化硫经过某种化学反应,生成硫酸液沫附着在烟尘上或凝聚在雾滴上,随呼吸进入器官,使人发病或加速慢性病患者的死亡。

5. 水污染对人体健康有哪些影响?

随着工业进步和社会发展,水污染亦日趋严重,成了世界性的头号环境治理难题。日趋加剧的水污染,已对人类的生存安全构成重大威胁,成为人类健康、经济和社会可持续发展的重大障碍。据世界权威机构调查,在发展中国家,各类疾病有8%是因为饮用了不卫生的水传播的,每年因饮用不卫生水造成全球至少2000万人死亡,因此,水污染被称作"世界头号杀手"。

水污染后,通过饮水或食物链,污染物进入人体,使人急性或慢性中毒。砷、铬、胺类、苯并芘等,还可诱发癌症。被寄生虫、病毒或其他致病菌污染的水,会引起多种传染病和寄生虫病。重金属污染的水,对人的健康均有危害。被镉污染的水、食物,人饮食后,会造成肾、骨骼病变,摄入硫酸镉20mg,就会造成死亡。铅造成的中毒,会引起贫血、神经错乱。六价铬有很大毒性,易引起皮肤溃疡,还有致癌作用。饮用含砷的水,会发生急性或慢性中毒。砷使许多酶受到抑制或失去活性,造成机体代谢障碍,皮肤角质化,引发皮肤癌。有机磷农药会造成神经中毒,有机氯农药会在脂肪中蓄积,对人和动物的内分泌、免疫功能、生殖功能均造成危害。稠环芳烃多数具有致癌作用。氰化物也是剧毒物质，进入血液后，与细胞的色素氧化酶结合，使呼吸中断，造成呼吸衰竭窒息死亡。我们知道，世界上80%的疾病与水有关。伤寒、霍乱、胃肠炎、痢疾、传染性肝炎均是人类重大疾病，均由水的不洁引起。

6．噪声污染对人体健康有哪些影响？

噪声对人的危害是多方面的：

（1）损伤听力：长期在强噪声中工作，听力就会下降，甚至造成噪声性耳聋。

（2）干扰睡眠：当人的睡眠受到噪声的干扰时，就不能消除疲劳、恢复体力。

（3）诱发多种疾病：噪声会使人处在紧张状态，致使心率加快、血压升高，甚至诱发胃肠溃疡和内分泌系统功能紊乱等疾病。

（4）影响心理健康：噪声会使人心情烦躁，不能集中精力学习和工作，并且容易引发工伤和交通事故。

因此，我们应当采取多种措施，防治环境污染，使包括人类在内的所有生物都生活在美好的生态环境中。

7．地震对人体健康有哪些影响？

（1）直接影响：①大量的人员伤亡：主要是指建筑物倒塌、山体滑坡等造成身体的机械性损伤和死亡。②传染病的发生：主要由不清洁的饮用水和食物，大规模人群迁移和聚集，卫生设施不完善，媒介生物迁移和人群暴露等引起。③意外伤害：主要由火灾、中暑、CO中毒、食物中毒、化学品中毒、放射性物质污染等偶发事件引起。④慢性非传染性疾病：主要由于生活和生存环境的改变，导致心脑血管疾病、高血压、糖尿病等疾病发作。⑤精神及心理创伤：主要是地震灾害的突发性、灾难性引起的早期心理应急反应，以及生活和生存环境的改变引起的短期心理沟通障碍等。

（2）间接影响：①破坏了公共卫生服务体系：包括免疫规划，妇幼卫生，精神卫生，药物和疫苗供给等的正常工作秩序受到破坏。②打乱了正常生活：身体抵抗力下降，精神和情绪紊乱，极易诱发多种疾患。③生态环境破坏：有可能导致某些传染病发病率升高。

8. 发生地震时应当怎样应对？

地震发生时的防护原则是就近躲避，震后迅速撤离到安全的地方是应急防护的较好方法。所谓就近躲避，就是因地制宜地根据不同的情况做出不同的对策。

（1）学校人员：在学校中，地震时最需要的是学校领导和教师的冷静与果断。有中长期地震预报的地区，平时要结合教学活动，向学生们讲述地震和避震知识。震前要安排好学生转移、撤离的路线和场地；震后沉着地指挥学生有秩序地撤离。在比较坚固、安全的房屋里，可以躲避在课桌下、讲台旁、教学楼内的学生可以到开间小、有管道支撑的房间里，决不可让学生们乱跑或跳楼。

（2）街上行人：地震发生时，高层建筑物的玻璃碎片和大楼外侧混凝土碎块，以及广告招牌、马口铁板、霓虹灯架等，可能掉下伤人，因此在街上走时，最好将身边的皮包或柔软的物品顶在头上，无物品时也可用手护在头上，尽可能做好自我防御的准备，要镇静，应该迅速离开电线杆和围墙，跑向比较开阔的地区躲避。

（3）车间工人：可以躲在车、机床及较高大设备下，不可惊慌乱跑，特殊岗位上的工人要首先关闭易燃易爆、有毒气体阀门，及时降低高温、高压管道的温度和压力，关闭运转设备。大部分人员可撤离工作现场，在有安全防护的前提下，少部分人员留在现场随时监视险情，及时处理可能发生的意外事件，防止次生灾害的发生。

（4）行驶的车辆：首先，司机应尽快减速，逐步刹车；其次，乘客（特别在火车上）应用手牢牢抓住拉手、柱子或座席等，并注意防止行李从架上掉下伤人，面朝行车方向的人要将胳膊靠在前排座椅的椅垫上，护住面部，身体倾向通道，两手护住头部；背朝行车方向的人，要两手护住后脑部，并抬膝护腹，紧缩身体，做好防御姿势。

（5）楼房内人员：首先，要保持清醒、冷静的头脑，及时判别震动状况，千万不可在慌乱中跳楼，这一点极为重要。其次，可躲避在坚实的家具下或墙角处，亦可转移到承重墙较多、开间小的厨房、厕所去暂避一时。因为这些地方结合力强，尤其是管道经过处理，具有较好的支撑力，抗震系数较大。可根据建筑物布局和室内状况，审时度势，寻找安全空间和通道进行躲避，减少人员伤亡。

（6）商场商店：在百货公司遇到地震时，要保持镇静。由于人员慌乱，商品下落，可能使避难通道阻塞。此时，应躲在近处的大柱子和大商品旁边（避开商品陈列橱），或朝着没有障碍的通道躲避，然后屈身蹲下，等待地震平息。处于楼上位置，原则上向底层转移为好。但楼梯往往是建筑物抗震的薄弱部位，因此，要看准脱险的合适时机。服务员要组织群众就近躲避，震后安全撤离。

9. 台风高发季节，应当怎样做好防范工作？

（1）台风来前关注预警：防汛（气象）部门根据台风接近和影响程度，会及时发布不同的预警。若24h内影响本市，一般会发布蓝色或黄色预警。若12h内影响本市，会发布橙色预警。若6h内影响本市，发布的是红色预警。

（2）台风前准备：①清理窗台：将放置在窗外不锈钢框架里或阳台上的花盆、杂物搬进室内，检查雨篷、空调室外机的固定架是否松脱。如果阳台封有铝合金窗或塑钢窗，必须检查窗架是否需要加固。②储备食品：如果家中只有老人，而菜市场、超市离家又较远，不妨多买些水果、蔬菜、鱼肉等副食品储存在冰箱里备用。③停骑单车：12级台风刮来时，整个人体受到的风力约有100kg产生的力。就算是8级风力，人体受到的冲击力也很大。如果骑自行车、助动车或摩托车，受到的冲击力可能更大，车头可能漂移失控。如果台风在当天下班前可能来袭，上班时就别骑车了。

10. 台风来袭时，应当注意哪些情况？

（1）避免外出：应尽量在台风来袭前结束室外活动，如果台风来袭时正在室外、野外活动，必须非常小心。①步行防砸：步行时要弯腰慢步，尽可能抓住附近栏杆等固定物。过桥时若风力特大，须伏身爬行。在周边楼房密集的马路上，此时很可能有花盆、玻璃、广告牌突然坠落，行走时要特别注意高处。②开车降速：台风来袭时，风雨往往忽大忽小。如果风雨一时变小，开车市民也要保持低速慢行，看清道路。因为若此时突然又刮起强风，行人很可能被刮至车前。在过下通式立交桥前要先降速，看清桥下有无可能导致车辆熄火的积水。③避开铁塔：躲避暴风雨的同时也要注意防雷击，不宜靠近铁塔、变压器、吊机、金属棚、铁栅栏、金属晒衣架，不要在大树底下以及铁路轨道附近停留。

（2）防止触电：台风刮来时或台风去后常可能发生触电事故。在台风去后，特别要关照孩子别去电线吹落处玩耍。①落地电线要远离：看到落地电线，无论电线是否扯断，都不要靠近，更不要用湿竹竿、湿木杆去拨动电线。若住宅区内架空电线落地，可先在周围竖起警示标志，再拨打电力热线报修。②屋漏须断电检查：许多家庭使用插线板连接微波炉、冰箱、电视机，而拖线板往往就放置在地板上。家住底层的市民若在台风过后回到家发现积水，必须先切断电源，再进屋收拾插线板。若发现墙壁、水龙头或其他地方有"麻电"现象，要立即报修。

11．台风常常带来洪水和停电，怎样在这个时期保证食品安全？

在台风过后出现的停电或洪水期间，人们还须评估所储食物和饮用水的安全性。

（1）停电时，尽可能保持冰箱和冰柜门的紧闭，以维持低温。

（2）即使食用以安全温度冷藏或冷冻的肉、禽、鱼或蛋，也要确保彻底煮熟。至于婴儿，有条件的话，最好食用已配制的不需要加水的罐装婴儿配方母乳替代食物。

（3）台风特别是伴随着涌潮或洪水的台风，可污染公共水源。应该随时收听当地关于饮用水供应安全性的通知。

（4）如果没有瓶装水，并且不能肯定自来水是否安全，可遵照以下步骤净化自来水：

如果有热源，将水煮开并沸腾 1～3min；假如没有条件烧水，在每加仑（3.8L）水中加入 8 滴新买的无味的家用漂白液，充分搅拌，静置 30min 后方可饮用。注意：使用漂白液并不能杀灭寄生虫。当然也可以可到当地药房购买净化水的片剂。

（5）注意不要食用任何可能接触过洪水的食物。应丢弃任何没有防水包装且可能接触过洪水的食物。

（6）记得清除接触过洪水的木制切割、塑料制品、婴儿瓶装奶嘴和橡皮奶头。至于厨具，可以使用肥皂和热水彻底清洗金属平底锅、陶瓷器皿及其他器皿，并将器具消毒。

12. 怎样预防地方性甲状腺肿？

地方性甲状腺肿是碘缺乏病（iodine deficiency disorders，IDD）的主要表现之一。地方性甲状腺肿的主要原因是碘缺乏，所以又称为碘缺乏性甲状腺肿，多见于山区和远离海洋的地区。早期无明显临床症状，甲状腺轻、中度弥漫性肿大，质软，无压痛。极少数明显肿大者可出现压迫症状，如呼吸困难、吞咽困难、声音嘶哑、刺激性咳嗽等。胸骨后甲状腺肿可有食管或上腔静脉受压症状。

（1）多食含碘丰富的海产食物，如海带、紫菜、虾米、海蜇、淡菜等。

（2）卷心菜、大豆、豌豆、花生、核桃等可引发甲状腺肿，故宜慎用。

（3）保持情绪的舒畅、平静，尽量控制急躁易怒的情绪。

（4）妊娠期甲状腺肿可在妊娠后自行消退，一般无需治疗。

（5）用碘制剂与甲状腺素片时，应病愈即止，不可长期服用。

（6）注意勿将甲亢作为本病误治，甲亢常伴有神经系统症状及代谢亢进等表现。

13. 怎样预防地方性克汀病？

地方性克汀病又称地方性呆小病（简称地克病），多出现在严重的地方性甲状腺肿（简称地甲病）流行地区。本病是胚胎时期和出生后早期碘缺乏与甲状腺功能低下造成大脑与中枢神经系统发育分化障碍的结果。典型症状有颅面骨畸形、表情淡漠、身体下部短于上部、呆滞、便秘、甲状腺功能低下。

（1）食盐加碘：这是防治碘缺乏病简单易行，行之有效的重要措施，食盐加碘比例1:5万可有效预防地甲病；1:2万可预防地克病。在包装、贮存、运输及食用碘盐过程中，须注意保持碘盐干燥，包装应严密。

（2）碘化油注射或口服：碘化油是一种长效，经济，方便，副作用小的防治药物，特别适用于偏僻，交通不便，有土盐干扰地区，尤适用于育龄妇女，碘化油注射后，供碘效能可达3～5年，口服碘化油方法简便，群众易于接受，防治效果同样明显，供碘效能一般为1年半左右。

（3）保证人体碘的需要量：①<4岁正常范围30～105μg/d，适宜量70μg/d。②≥4岁及成人正常范围75～225μg/d，适宜量150μg/d。③孕

妇、乳母正常范围 150~300μg/d，适宜量 200μg/d。

（4）育龄妇女：孕期妇女补碘可防止胚胎期碘缺乏病（克汀病、亚临床克汀病、新生儿甲状腺功能减退症、新生儿甲状腺肿大，以及早产、死产、先天畸形）的发生。

14．霾天气对健康有哪些影响？

霾天气对健康的影响主要以急性效应为主，主要表现为上呼吸道感染、哮喘、结膜炎、支气管炎、眼和喉部刺激、咳嗽、呼吸困难、鼻塞流鼻涕、皮疹、心血管系统紊乱等疾病的症状增强；呼吸系统疾病的发病/入院率增高。此外，霾天气还会对人体健康产生一些间接影响。霾的出现会减弱紫外线的辐射，如经常发生霾，则会影响人体维生素 D 合成，导致小儿佝偻病高发，并使空气中传染性病菌的活性增强。霾天气还会影响人们的心理健康，使人产生压抑、悲观等不良情绪。

15．雾霾期间可以做哪些防范措施？

老人、儿童、孕妇及患有心、肺疾病的人群，在雾霾天气时，要避免户外活动，尽量减少出行，如果必须出门要采取带口罩等防护措施；外出回来后应及时清洗面部及裸露的肌肤。室内的 PM2.5 除了室内吸烟、燃料燃烧、烹调油烟等来源外，主要来源于室外，雾霾天气时尽量关闭门窗，减少外环境颗粒物进入室内。有条件的家庭可以使用空气净化器，减少室内颗粒物的污染。

16．口罩的配戴时间与适用人群？

口罩是在一定条件下配戴的，且不是每个人都适合。本身患有呼吸系统疾病的人配戴后呼吸阻力增大，会造成不适的感觉。口罩也不适宜长时间配戴，一方面口罩外部吸附了颗粒物等大量污染物，会造成呼吸阻力的增加；另一方面口罩内部也会吸附呼出气中的细菌、病毒等。在口罩选择方面，N95 型口罩比医用口罩对 PM2.5 阻挡效果更好。

第三章 二级预防

患病不致残

一、定期体检

1. 常规体检可以检出哪些疾病？

常规体检是为了掌握自身健康状况而进行的定期健康检查。主要包括病史及生活状态问诊，身高、体重、血压测量，内科、外科、耳鼻喉科、眼科等，心电图，妇科检查，血尿常规，胸部 X 光，血生化免疫（肝功能、肾功能、血糖、血脂），B 超（肝、胆、胰、脾、肾）等。可以查出：肥胖、高血压病、血脂异常、脂肪肝、糖尿病、冠心病、心律失常、肝损害、子宫颈癌、肝癌、鼻咽癌、肺癌、乳腺癌、白血病、贫血等多种疾病。

2. 哪些人群要做糖尿病筛查？怎样做糖尿病筛查？

按照世界卫生组织 1999 年的标准，正常人的血糖应该是空腹全血血糖（FBG）为 3.9～6.1mmol/L，服 75g 葡萄糖后 2h 血浆血糖 < 7.8mmol/L；如果空腹血糖 ≥ 7.0mmol/L，或口服糖耐量试验（OGTT）中 2h 血浆血糖 ≥ 11.1mmol/L，可诊断为糖尿病。可见，在正常血糖水平与糖尿病诊断标准之间尚有一段距离。介于正常和糖尿病之间的状态属于"糖尿病前期"。

所以，对于糖尿病的高危人群，仅筛查空腹血糖远远不够，应同时做口服糖耐量试验。

根据《中国糖尿病防治指南》（2004年版），应该参与口服葡萄糖耐量试验筛查的糖尿病高危人群包括：

（1）年龄≥45岁，超重或肥胖，以往曾有血糖异常史。

（2）亲属中有糖尿病患者的人群。

（3）血脂异常者。

（4）患高血压病和（或）心脑血管疾病者。

（5）年龄超过30岁的妊娠期妇女，有妊娠糖尿病史者，曾分娩体重大于4kg婴儿者，有不能解释的滞产者，有多囊卵巢综合征者。

（6）体力活动明显减少者。

（7）使用一些特殊药物者，如糖皮质激素、利尿剂等。

上述人群筛查后，如果糖耐量检查结果正常，应在一年后复查；如果检查结果为糖尿病，则应立即开始治疗；若检查结果属于糖尿病前期，应在医生的指导下进行生活方式干预甚至药物干预。

3. 孕妇为什么要做糖尿病筛查？什么时候做最合适？

由于怀孕时激素的变化，产妇可能发生或发现糖尿病的机会增加。怀孕时高血糖会导致胎儿过大。足月巨大儿必须行剖宫产才能分娩。糖尿病还可能导致死胎或畸形。如果发现得早，糖尿病可以很容易地通过控制饮食或是注射胰岛素控制。

一般在孕24~28周采血化验筛查。糖尿病筛查方法：筛查前空腹12h，将葡萄糖粉50g溶于200ml水中，5min内喝完，喝第一口开始计时，1h后抽血查血糖，血糖值≥7.8mmol为糖筛查异常，需进一步行OGTT。OGTT方法：试验前空腹8~10h，先空腹抽血查血糖，然后将葡萄糖粉75g溶于300ml水中，5min内喝完，喝第一口开始计时，1h、2h后抽血查血糖，正常值标准为：空腹5.1mmol/L、1h 10.0mmol/L、2h 8.5mmol/L，其中有2项或以上达到或超过正常值，则可诊断为妊娠期糖尿病，仅1项高于正常值，则诊断为糖耐量异常（参考《中国2型糖尿病防治指南（2013年版）》）。

4. 心脑血管疾病的早期筛查需做哪些项目？

心脑血管疾病是心血管疾病和脑血管疾病的统称，泛指由高脂血症、血液黏稠、动脉粥样硬化、高血压等导致的心脏、大脑及全身组织发生缺血性或出血性疾病的通称。我国心脑血管疾病发病人数多，发生心肌梗死和脑卒中时，可对人们的生命造成严重威胁。为避免悲剧的发生，在青壮年时期就应该开始关注心脑血管健康，定期接受健康检查，有助于及早发现疾病隐患，积极干预。

心脑血管疾病的早期筛查具体项目要根据自身情况确定。常规的，可以做心脏超声、心电图，化验肝肾功能，并要对血压、血脂、血糖进行监测；其他的，可以做肝胆脾肾脏超声，胸部X线片或CT；有特殊问题及时检查，尤其在有各种刺激因素时（如情绪变化、运动量变化），机体往往处于应激状态，更应做详细检查。

由此可知，应重视心脑血管疾病的早期筛查，具体筛查哪些项目，要参考是否具有危险因素的情况而定，至少每年检查一次，常规检查项目包括心脏超声、心电图、肝肾功能、血压、血脂、血糖等。

5. 高血压患者定期体检应当检查哪些项目？

高血压是日常生活中常见的心血管疾病，如今，我国高血压患病率高，并且近年来还有逐步年轻化的趋势。高血压患者除了监测血压外，还有一些身体指标需要关注。因为高血压常合并其他慢性疾病，并且其对身体的危害是全身性的，通过一些检查可以判断高血压是否已对身体造成损害。主要做以下检查项目：

（1）血常规：如有异常提示可能存在甲亢、真性红细胞增多症等继发性高血压；也可预示高血压非常严重，已造成肾功能衰竭，导致肾性贫血。

（2）尿常规：尿常规异常提示可能存在肾小球肾炎、慢性肾盂肾炎等造成的继发性高血压。若尿中伴微量蛋白尿，提示高血压合并肾脏早期损害，治疗重点除降压外，应改善肾功能。

（3）空腹血糖：能及时发现糖尿病，若患者存在糖尿病肾病，初诊高血压可能是糖尿病造成的。高血压合并糖尿病是危险的组合，发生心血管危险的概率是普通人群的4~8倍，总死亡率增高4~5倍。

（4）血脂：如果异常，则提示高血压可能合并冠心病、脑梗死等，易诱发心脑血管意外，建议这部分患者详细检查，即使检查后未发现心脑血管疾病，也应给予降压调脂治疗，否则冠心病、脑卒中会高发。

（5）血钾：高血压伴低血钾提示原发性醛固酮增多症，而伴高血钾提示肾功能异常，可针对诊断选择特殊治疗。

（6）血尿酸：高血压伴高血尿酸提示高血压可能是痛风性肾病造成的。需要注意的是，高血压伴高血尿酸可增加心血管疾病的风险。在治疗时，不要应用双氢克尿噻等增加尿酸的药物。

（7）血肌酐：高血压伴肌酐异常提示患者肾功能出现异常，显示高血压处于高危或极高危。若伴尿毒症时，单纯药物降压效果差，需要辅助透析治疗。

（8）同型半胱氨酸：高血压伴高同型半胱氨酸也叫 H 型高血压，提示发生脑卒中的危险性极高，在常规降压的同时，可服用叶酸，联合治疗方可达到良好的效果。

（9）心电图：此项检查可较早发现高血压对心脏的损伤，并通过观察心肌缺血、心律失常的情况，评价危险性。

（10）眼底检查：了解小动脉病损情况，以便对高血压病患者分级。例如视网膜小动脉普遍或局部狭窄表示小动脉中度受损；视网膜出血或渗血，或发生视乳头水肿，表示血管损伤程度严重。总之，高血压性视网膜病变能反映高血压的严重程度及客观反映周身小血管病变的损伤程度，眼底检查对临床诊断、治疗及估计预后都有帮助。

6. 糖尿病患者定期体检应当检查哪些项目？

糖尿病患者的定期体检是很重要的，这有助于监控病情的发展，为药物的使用提供依据，增加药物的疗效，减少不良反应（低血糖等）。如果检查发现并发症就可及时治疗。

（1）血压、脉搏、体重及腰臀围情况，应至少每周测 1 次。

（2）血糖及尿常规，尿常规中尤其应注意尿糖、尿蛋白、尿酮体的情况，应至少每个月检查 1 次。

（3）糖化血红蛋白情况，每 2~3 个月检查 1 次。

（4）尿微量白蛋白，每半年~1 年检查 1 次。

（5）眼部情况（应包括眼底检查），每半年~1 年检查 1 次。

（6）肝功能、肾功能、血脂情况，每半年检查 1 次。

（7）糖尿病患者每年还须进行1次心、脑血管及肢体动脉的相关检查，如心电图、脑血流图、血管超声等。

二、控制危险因素和改变不良生活方式

1．什么是心脑血管疾病的四大危险因素？

高血压、糖尿病、肥胖、吸烟、胆固醇高、生活方式不良、缺少运动，这些是最主要的造成心血管疾病的危险因素。

（1）高血压：高血压是心血管疾病最大的、独立的危险因素。血压升高容易引起动脉粥样硬化，进一步损伤心脑血管、肾脏、大动脉等，增加冠心病的发病率。高血压患者发生血管闭塞和破裂比正常血压者早约20年。有些高血压患者并没有头晕等症状或症状不明显，容易被忽略。但是血压可以较容易地测量，并能通过改变生活方式和服用药物得到控制。血压超过140/90mmHg属于高血压，正常血压的标准为120/80mmHg。伴随糖尿病、冠心病等的高血压患者，血压要降得更低一些，以防止心血管意外发生。

（2）高血脂：流行病学调查发现，血胆固醇含量高于260mg/100ml者，冠心病的发病率为低于200mg/100ml者的5倍，说明高血脂者易患冠心病。高血脂引起动脉粥样硬化的机制可能是当动脉有损伤时（如高血压及吸烟等引起），脂质就会在动脉内膜中沉积，成为稍隆起的病灶，继之动脉内膜的纤维结缔组织增生，将其围起、固定，形成斑块，斑块深层可以发生软化及溃疡，形成黄色粥状物。

（3）高血糖：高血压、肥胖、胰岛素抵抗、高甘油三酯血症等因素经常共同存在，均会加速动脉粥样硬化。国人碳水化合物的摄入一般比较多，糖尿病和糖耐量异常并不少见。不少人是在常规体检或冠心病发作后才发现高血糖的。而70%~80%的糖尿病患者死于与动脉粥样硬化有关的疾病，其次的死因为小血管病变，所以预防非常重要。建议在体检时查血糖，尤其是有家族史的人群，不仅要看空腹血糖，还应看餐后血糖指标。

（4）吸烟：吸烟是动脉粥样硬化的一个独立危险因素。吸烟不仅影响呼吸道健康，也不利于其他器官的健康。吸烟会影响血管内皮的功能，使心血

管病变不稳定，从而引起血栓，导致中风、心肌梗死等。流行病学研究结果表明：吸烟导致冠心病的危险与吸烟量成正比；吸纸烟比吸其他种类的烟危险性大；尸检研究结果发现吸烟者动脉硬化的程度比不吸烟者严重得多；吸烟不但影响冠心病的发生，还对心肌梗死的预后有影响；被动吸烟者受到同样的危害；年纪愈轻，相对危险度愈高；戒烟可使危险性降低。

2. 什么是代谢性疾病？

代谢性疾病即因代谢问题引起的疾病，包括代谢障碍和代谢旺盛等原因，主要包括以下疾病：糖尿病、糖尿病酮症酸中毒、高血糖高渗综合征、低血糖症、痛风、蛋白质—能量营养不良症、维生素 A 缺乏病、坏血病、维生素 D 缺乏病、骨质疏松症。

3. 糖尿病有哪些危险因素需要注意？

糖尿病分为 1 型和 2 型，1 型糖尿病多由自身免疫系统缺陷和遗传因素导致，2 型糖尿病发病率高、患病人数广、并发症多。2 型糖尿病需要注意以下 10 个危险"因子"。

（1）年龄大于 40 岁。

（2）有糖尿病家族史或遗传倾向。

（3）女性曾生过巨大儿（出生体重超过 4kg），或患过妊娠糖尿病。

（4）女性患有多囊卵巢综合征。

（5）出生前宫内发育迟缓或早产儿。

（6）处于糖尿病前期，这是最重要的危险因素。糖尿病前期，也称为"糖调节受损"，包括糖耐量减低（IGT）和空腹血糖受损（IFG）。如果两者都处于高血糖状态，患上糖尿病的风险就非常高。正常情况下，IGT 的空腹血糖应小于 7mmol/L，糖负荷后 2h 血糖应为 7.8～11.1mmol/L；而 IFG 的空腹血糖应为 6.1～7mmol/L，糖负荷后 2h 血糖应小于 7.8mmol/L。

（7）患有代谢综合征（腹部肥胖或超重，脂代谢、血压、血糖等均异常）。

（8）超重、肥胖，或患有抑郁症。超重或肥胖通常用 BMI 来衡量，超过 24 为超重，超过 28 为肥胖。

（9）长期服用抗精神病、抗抑郁药物。

（10）日常饮食热量摄入超标，经常久坐，体力活动少。

前5个危险因子无法控制，但后5个可以通过日常生活调整、相关治疗来干预，防止身体往糖尿病发展。此外，有上述任何1个及以上危险因子的人最好定期筛查血糖，发现异常后及时到内分泌科或糖尿病专科就诊。

4．糖尿病患者不宜食用哪些食物？

（1）易使血糖迅速升高的食物：白糖、红糖、冰糖、麦芽糖、蜂蜜、巧克力、蜜饯、甜饮料、果酱、冰激凌、蛋糕甜点等。

（2）易使血脂升高的食物：各种油类、黄油、奶油、肥肉等，对富含胆固醇的食物更应特别注意，不食用或少食用，以防动脉硬化。

（3）酒类：酒精只供热不含营养成分，长期饮用对肝脏不利，且易引起血脂升高；服用磺脲类降糖药的患者，饮酒后易出现心慌、气短、面颊红燥等反应。使用胰岛素的患者空腹饮酒还易导致低血糖。因此，糖尿病患者不宜饮酒。

5．糖尿病患者适宜吃哪些食物？

（1）大豆及其制品：豆制品富含蛋白质、无机盐、维生素，且在豆油中含有较多的不饱和脂肪酸，既能降低血胆固醇又能降低血甘油三酯，其所含的谷类醇也有降脂作用。

（2）粗杂粮：如小麦面、荞麦面、燕麦片、玉米面等，含有多种微量元素、维生素B和膳食纤维，能延缓血糖升高。

6．糖尿病患者的饮食控制原则有哪些？

（1）不能认为"多吃降糖药就可以多吃饭吃糖"，饮食控制应始终坚持。

（2）少吃多餐：科学安排好主食和副食，控制好每餐摄入的能量，既要保证每餐的热量与营养，又要避免餐后血糖高峰，碳水化合物要按规定吃，并且均匀地吃。

（3）正确认识"无糖食品"：所谓的"无糖食品"只是未加蔗糖的食品，但一些食品所含的甜味剂仍然是可以替代蔗糖的；甜点心和咸点心没有本质区别，都会引起血糖升高；"糖尿病食品"是用高膳食纤维的粮食做的，尽管消化吸收的时间较长，但最终还是要转变为葡萄糖，因此这类食物也不能无限制地吃。

（4）不要忘记计算淀粉类蔬菜和豆类：富含淀粉的蔬菜有土豆、白薯、藕、山药、菱角、芋头、百合、荸荠、慈姑等，富含淀粉的豆类有红豆、绿豆、蚕豆、芸豆、豌豆等。

（5）适量吃副食：不要用坚果类食物（如花生米、瓜子、核桃、杏仁、松子等）充饥，多吃含膳食纤维的食物。

（6）适量、适时吃瓜果：血糖控制好的患者可以吃含糖量低的瓜果（如黄瓜、南瓜、西红柿、苹果、梨、橘子、橙子、草莓等），但不宜多吃；尽量不要吃含糖量高的瓜果（如西瓜、香蕉、桂圆、荔枝、柿子、葡萄等）；香蕉中淀粉含量高，应计入主食的量；果汁及水果罐头不宜吃；柿饼、蜜枣、甘蔗、葡萄干禁食；禁食瓜果的时间以餐后或两餐之间为适宜。

（7）不要限制喝水。

7．什么是痛风？哪些人群易患痛风？

痛风是由单钠尿酸盐（MSU）沉积所致的晶体相关性关节病，与嘌呤代谢紊乱和（或）尿酸排泄减少所致的高尿酸血症直接相关，特指急性特征性关节炎和慢性痛风石性疾病，主要包括急性发作性关节炎、痛风石形成、痛风石性慢性关节炎、尿酸盐肾病和尿酸性尿路结石，重者可出现关节残疾和肾功能不全。痛风常伴腹型肥胖、高脂血症、高血压、2型糖尿病及心血管疾病等表现。痛风多见于中年男性，女性仅占5%。以前多发于欧美国家，亚洲少见。近年来，国人生活巨变，多食美味佳肴，营养过剩，痛风很快在我国爆发流行，现已成我国的常见病。

以下人群易患痛风：

（1）患有2型糖尿病的人。

（2）30岁以上肥胖的男性及绝经期后的女性。

（3）患有高血压、动脉硬化、冠心病、脑血管病的患者。

（4）老年人，无论男、女及是否肥胖。

（5）原因未明的关节炎，尤其是中年以上的患者，以单关节炎发作为特征。

（6）肾结石，尤其是反复发作的肾结石伴关节炎患者。

（7）有痛风家族史的成员。

（8）长期从事脑力劳动，缺乏体力活动者。

（9）长期嗜食肉类，并有饮酒习惯的中老年人。

8. 痛风患者平时应注意哪些问题？

痛风患者除在医生指导下应用适当药物外，在日常生活中还应注意以下几点：

（1）饮食要"忌口"：无节制的饮食可使血尿酸浓度迅速达到随时发作状态，因此，控制含嘌呤高的食物，减少关节炎的急性发作次数仍然是必需的。尽量少吃火锅中的肉类、海鲜和蔬菜等混合涮食，由于嘌呤具有很高的亲水性，汤汁内含有极高的嘌呤，亦应少吃。严格忌酒，尤其不能酗酒。酒中所含的乙醇能使血乳酸浓度升高，后者可抑制肾小管对尿酸的分泌，降低尿酸的排出。啤酒中含有大量的嘌呤，更不宜饮用。还应注意避免暴饮暴食或饥饿。

（2）用药注意：要妥善处理诱发因素，禁用或少用影响尿酸的药物，如青霉素、四环素、大剂量噻嗪类及氨苯蝶啶等利尿剂、维生素 B 和维生素 B_2、胰岛素和小剂量阿司匹林等。

（3）治疗和控制相关疾病：要积极治疗与痛风相关的疾病，如高血压、高血脂、糖尿病和冠心病等。

（4）控制体重：防止体重超重，肥胖者要积极减少热量摄入，以降低体重，糖量占总热量的 50%～60%，蛋白质每千克标准体重 1g 左右。

（5）合理运动：临床上常可见到痛风性关节炎的发作，与患者长途步行、关节扭伤、穿鞋不适及过度活动等相关，这可能是局部组织损伤后，尿酸盐脱落所致。因此，痛风患者应注意劳逸结合，避免过劳、精神紧张、感染、手术，穿鞋要舒适，勿使关节损伤等。一般不主张痛风患者参加跑步等较强的体育锻炼，或进行长途步行旅游。

9. 什么是维生素 A 缺乏？

维生素 A 缺乏又称蟾皮病，是一种维生素 A 缺乏所致的营养障碍性疾病，表现为皮肤干燥和粗糙，四肢伸侧圆锥形毛囊角化性丘疹、夜盲、角膜干燥和软化等。

10. 妊娠期如何补充维生素 A？

维生素 A 又名视黄醇，主要存在于海产品，特别是鱼类的肝脏中。植物组织内存在的 β-胡萝卜素在人体内可还原成两分子维生素 A，成为维生素 A 来源的另一途径。妊娠期胎儿机体生长发育以及母体各组织的增长和物质储备均需要大量的维生素 A。动物研究发现，妊娠期维生素 A 缺乏可引起流产、胚胎发育不良、幼年动物生长停滞及骨、齿形成不良；维生素 A 严重不足时，可导致动物骨骼和其他器官畸形。但摄入过量的维生素 A 同样有可能引起胎儿畸形和影响胎儿的正常发育。我国营养学会推荐的孕妇维生素 A 的供给量标准与非妊娠女性一致，皆为 1000 微克视黄醇当量（1000μgRE）即 3300IU。维生素 A 最好的食物来源是各种动物的肝脏、鱼肝油、鱼卵、牛奶、禽蛋以及核桃仁等。胡萝卜素的良好来源是有色蔬菜，如菠菜、苜蓿、胡萝卜、豌豆苗、辣椒、甜薯、韭菜、雪里红、油菜、苋菜、茼蒿，以及水果，如杏、芒果等。需要提醒孕妇们注意的是，切莫服用治疗痤疮和银屑病的维生素 A 类药物，因为这些药物是最剧烈的致畸药物。维生素 A 存在于动物性食物中；β-萝卜素存在于植物性食物（如菠菜、胡萝卜、甘薯、芒果、柠檬、杏、莴苣、西红柿）中。

11. 什么是维生素 D 缺乏病？

维生素 D 缺乏性佝偻病，又叫骨软化症即骨矿化不足，为新形成的骨基质钙化障碍，是以维生素 D 缺乏导致钙、磷代谢紊乱和临床以骨骼的钙化障碍为主要特征的疾病，维生素 D 是维持高等动物生命所必需的营养素，它是钙代谢最重要的生物调节因子之一。维生素 D 不足导致的佝偻病，是一种慢性营养缺乏病，发病缓慢，影响生长发育。多发生于 3 个月～2 岁的小儿。

12. 如何预防维生素 D 缺乏病？

从围生期开始，孕妇应有户外活动，多晒太阳，供应丰富的维生素 D、钙、磷和蛋白质等营养物质。妊娠后期 7～9 个月可每天服维生素 D 25μg（1000U）或给维生素 D_2 2500～5000μg（10万～20万U）一次口服，每天应由膳食中补充 1000mg 元素钙，不足的需用钙剂补充。新生儿期应提倡母乳喂养，尽早开始户外活动，接触日光，由于紫外线不能穿透玻璃，因此应开窗晒太阳。目前认为新生儿即有维生素 D 缺乏或亚临床维生素 D 缺乏的危险。我国的维生素 D 膳食推荐量为 10μg/d（400U/d）。婴幼儿需采取综合性预防措施，如提倡母乳喂养，及时添加辅食，每天 1~2h 户外活动、补充维生素 D、增加维生素 D 强化奶制品的摄入等。青少年、成年人、老年人和绝经期妇女亦应摄入维生素 D 和钙剂，以预防骨软化病和骨质疏松症的发生。

13. 什么是坏血病？

坏血病即维生素 C 缺乏症。维生素 C（抗坏血酸）是胶原蛋白形成所必需的物质，有助于保持间质物质的完整，如结缔组织、骨样组织以及牙本质，严重缺乏可引起坏血病，这是一种急性或慢性疾病，特征为出血，类骨质及牙本质形成异常。儿童主要表现为骨发育障碍，肢体肿痛，假性瘫痪，皮下出血；成人表现为齿龈肿胀、出血，皮下瘀点，关节及肌肉疼痛，毛囊角化等。

14. 生活中应当怎样补充维生素 C 来预防坏血病？

（1）维生素 C 主要来源是新鲜蔬菜、水果，每天应有足够的蔬菜摄入量。

（2）要合理烹调，不宜过度煮沸，以免造成大量破坏；维生素 C 为水溶性，要养成喝菜汤的习惯。

（3）成人维生素 C 的供给量约为每天 30mg，孕妇、哺乳、手术和创伤者应根据医嘱适当增加。

（4）必要时可每天补充维生素 C 片，每次 0.1g，每天 3 次，长期大剂量补充应慎重，有资料表明此并非明智之举。

15. 什么是骨质疏松？哪些人群易患骨质疏松？

骨质疏松即骨质疏松症，是多种原因引起的一组骨病，骨组织有正常的钙化，钙盐与基质呈正常比例，以单位体积内骨组织量减少为特点的代谢性骨病变。在多数骨质疏松中，骨组织的减少主要由骨质吸收增多所致，以骨骼疼痛、易于骨折为特征。下列人群易患骨质疏松：

（1）老年人：女人 30 岁、男人 35 岁时，骨量达到最高值，之后骨量处于下降趋势，即年纪越大，患骨质疏松的概率越高。

（2）不喜欢喝牛奶的人：牛奶可以增强骨密度，延缓患骨质疏松的概率。

（3）吸烟喝酒的人：吸烟喝酒容易使骨骼弱化，加速骨质流失。

（4）服用某些药物的人：有些药物会干扰人体激素水平，导致骨质减少。

16．中老年人如何预防骨质疏松？

（1）适当运动：适当运动可以使骨质疏松的发生减缓，或使其程度减轻。我们前面说过，运动可以强化骨骼，而且运动之时增加了日照，使维生素D的来源充足，可以做一些像散步、打网球、跳舞、打太极拳等强化和支持背部的特殊运动。运动加上钙营养能提高预防效果。

（2）多吃高钙食物：牛奶、奶制品、虾皮、虾米、鱼（特别是海鱼）、动物骨、芝麻酱、豆类及其制品、蛋类及某些蔬菜等，都是含钙丰富的食物。其中牛奶不仅含钙量高，乳酸又能促进钙的吸收，是最好的天然钙源。

（3）补肾：祖国医学认为肾主藏精，精生髓，髓居骨中，骨赖髓以滋养。大多数中医学者认为，骨质疏松与肾关系密切。实验研究表明，补肾中药可影响骨骼生长和恢复，因此中医治疗骨质疏松多从补肾着手。此外，肝、脾与骨质疏松也有着一定的关系，也有用益肝补脾之法来治疗骨质疏松的报道。

（4）多晒太阳：紫外线能刺激某些皮脂制造维生素D，因此阳光也是维生素D的绝好来源。每天1～2次，每次10min处于阳光下是解决维生素D不足的好办法。要避免在阳光最强的时候暴晒，以上午10点以前和下午3点以后为佳。过量服用维生素D也是有害的，会增加骨质再吸收。如果在冬季或是寒冷地带日照不足时，必须在医生指导下来确定维生素D用量，一般每天400IU的用量是适宜和安全的。

（5）慎用药物：中老年人应慎用药物，如利尿剂、甲状腺补充品、抗血凝素、四环素、异烟肼、抗癌药、泼尼松等均可影响骨质的代谢。若正服用利尿剂，需提高钙质的剂量。噻嗪利尿剂具危险性，而且可能引起肾结石。勿将此利尿剂与钙及维生素D合用。

（6）积极治疗：骨质疏松症一旦确诊，想要逆转相当困难，而且在诊断确定前发生的损害，通常都是永久性的。但不应放弃努力，可使用激素、钙剂及氟化物治疗，使病情的发展缓慢下来，甚至停止。

17. 糖尿病酮症酸中毒的常见诱因有哪些？

凡是能引起体内胰岛素严重不足的情况均能诱发酮症酸中毒，主要的诱发因素包括：

（1）急性感染：如肺炎、痢疾、尿路感染等。

（2）胰岛素使用不当：不适当减量或突然中断治疗。

（3）饮食不当或胃肠道疾病：如暴饮暴食、过度饥饿、摄入大量含糖饮料、酗酒、呕吐、腹泻等。

（4）处于应激状态：如急性心梗、脑血管意外、胰腺炎、外伤、手术、妊娠及分娩、精神创伤等。

（5）运动过度：特别是胰岛素缺乏者，过度运动可诱发酮症酸中毒。

18. 糖尿病患者应当怎样预防酮症酸中毒？

（1）严格控制血糖：不可擅自减药、停药，尤其是应用胰岛素的患者切不可迷信偏方而擅自停用，即使在不能进食的情况下，也不可随意停用胰岛素，而应在医生的指导下调整治疗。

（2）生活规律化：做到起居有常，进餐定时定量，戒烟忌酒，切忌暴饮暴食、过劳熬夜，避免血糖波动。

（3）预防感染：感染是酮症酸中毒的主要诱因，因此，平时要注意饮食卫生，防止受凉感冒。一旦患病（如发烧、感冒、腹泻等），要积极治疗，同时密切监测血糖和尿酮体，及时调整治疗方案，必要时应立即去医院诊治，绝不可延误病情。

（4）防止脱水：糖尿病患者在活动时容易出汗，遇劳累或夏天时出汗更多，容易诱发酮症酸中毒，故在天热高温季节，应增加液体摄入量，多喝些白开水或淡盐水，以补充丢失的水份。另外，应预防腹泻引起的脱水。

（5）定期监测血糖：尤其在发生其他疾病或应激时应勤测血糖，倘若血糖达到15mmol/L，应测定尿酮体或血酮。

19. 哪些不良的生活方式会影响高血压患者的病情控制？

（1）高盐饮食：有的人口味较重，喜欢吃重盐重辣味食品，如腌菜、酱菜、腊味等，尤其是"秋风起，腊味香"的时候，高血压患者进食腊味更要谨慎，少吃。高血压患者饮食要清淡，减少钠盐摄入。建议每日食盐的摄入量控制在 6g 以内，用盐勺量，分为三餐的量，少吃或不吃腌制、卤制、泡制的食品，可用替代产品，如代用盐、食醋等。

（2）少运动或者不运动：由于工作繁忙紧张，一些高血压患者常常无暇顾及或很少进行有氧运动，或者不能有规律地坚持开展运动。轻中度高血压患者都应该制订适合自己的运动计划，进行规律的有氧运动。每周 3～5 次，每次持续 30min，可选择步行、快走、慢跑、游泳、气功、太极拳等形式，量力而行，循序渐进，坚持进行有氧运动可使收缩压降低 4～9mmHg。

（3）膳食不合理：许多患者喜欢吃油腻食物，如肥肉和动物内脏，少吃蔬菜或蔬菜品种单调，少吃水果；或饮食没有规律，或不吃早餐等，影响了营养的均衡吸收。高血压患者应当低脂低糖饮食，每天胆固醇摄取量占摄入总热量的 30%；少进食糖类，包括各种甜饮料、糖果、巧克力及甜食；适量进食豆制品或鱼类，奶类每日 250g 左右。注意多吃蔬菜水果。蔬菜每日进食的量建议 400～500g，水果 100g。多吃含有丰富的钾、钙、镁的各种绿色蔬菜、根茎类植物，如含钾的食物有黄豆、番茄、芹菜、鲜蘑菇等，含钙的食物有奶制品、豆制品、芝麻酱、虾皮、海带、骨头汤等。

（4）体重不能控制：很多高血压患者，不注意体重的控制，暴饮暴食，多吃少动，往往体重指数超过了合理的范围，腰围也粗了，这并不利于血压控制。高血压患者应当将 BMI 控制在 20～25；腰围：男性＜90cm，女性＜85cm；肥胖患者要减轻体重，体重每减轻 10kg，收缩压下降范围约 5～20mmHg。

（5）抽烟：香烟中的尼古丁会兴奋中枢神经和交感神经，使心率加快，同时促使肾上腺释放大量儿茶酚胺，使血管收缩，血压升高，这也是很多人服了降压药后血压仍不能正常的原因。因此高血压患者必须彻底戒烟，并避免被动吸烟。

（6）饮酒：高血压患者，尤其是中青年患者应酬较多，每次聚会必喝酒，有些人每天或者每餐都要喝酒，并且喝酒量大，每次饮白酒量超过 1 两（50g）。长期饮酒或过量喝酒容易引起高血压，随着饮酒量增多，高血压的发病率也增加。建议少量饮酒，尤其是饮少量的低度酒，可以扩张血管，对心脏和血管有利，饮酒量以每天白酒＜1 两（50g）、葡萄酒＜2 两（100g）、啤酒＜5两（250g）为宜。

20．哪些不良的生活方式会影响糖尿病患者的病情控制？

（1）熬夜：熬夜会让人长期处于应激状态使交感神经过度兴奋，交感神经可直接抑制胰岛素分泌；此时人体升血糖的激素水平也会升高，如肾上腺素等，从而使血糖升高；熬夜会使人感到疲劳，精神不振，时间久了身体抵抗力会随之下降；熬夜后常常会疯狂补觉，连续熬夜加班的人，要减少上午的补觉时间，适当增加下午睡眠时间，但也不要超过3个小时，避免生物钟紊乱；糖尿病患者熬夜时要做好血糖监测，避免意外发生。

（2）热量摄入超标：肥胖的根本原因还是饮食不合理，能量摄入过多。年轻人崇尚西餐，如果长期食用汉堡、薯条、比萨等高热量饮食，很容易导致肥胖。肥胖可以导致人体胰岛素抵抗，使血糖升高，是2型糖尿病发生的重要危险因素。糖尿病患者特别是体型较为肥胖者，更要注意饮食中的热量摄入。

（3）不爱运动："久坐族"人数日益增多，上班时坐着的时间长，下班后也没有运动时间，生活方式便捷，平时走路的机会很少，出门要坐车，上楼要乘电梯，现代人的运动量明显减少，一方面会使人容易发胖，另一面也会使人体的抵抗力下降。这些对糖尿病患者来说都是不利于病情控制的。

（4）开灯睡觉：晚上开灯睡觉会在不知不觉中影响人体褪黑素的正常分泌，破坏人体感知昼夜节律的自然机制，这样会影响睡眠质量。而褪黑素可以通过不同的作用机制改善2型糖尿病及并发症，对血糖控制有帮助。

21．糖尿病患者如何预防高渗综合征？

高渗综合征即糖尿病非酮症高渗综合征，它的基本病因是胰岛素绝对或相对不足，在各种诱因作用下，血糖显著升高，引起渗透性利尿，使水和电解质大量丢失。由于患者多有不同程度的肾功能损害和没能及时补充水分，使高血糖、脱水及高血浆渗透压逐渐加重，最后导致发病。患者有严重的高血糖、脱水、高血钠、血浆渗透压升高，但无明显的酮症酸中毒，常有意识障碍或昏迷。

糖尿病患者，特别是老年患者应当从以下几方面预防高渗综合征：

（1）定期自我监测血糖，保持良好的血糖控制状态。

（2）老年人渴感阈值升高，要保证充足的水分摄入，鼓励主动饮水。

（3）对有中枢神经系统功能障碍不能主动饮水者，要记录每日出入量，保证水、电解质平衡。

（4）糖尿病患者因其他疾病，需使用脱水治疗时要监测血糖、血钠和渗透压。

（5）糖尿病患者发生呕吐、腹泻、烧伤、严重感染等疾病时要保证供给足够的水分。

（6）鼻饲饮食者常常给予高能量的混合奶以保证能量供应时，要计划好每日的水摄入量，每日观察尿量。

22．什么是传导性耳聋？如何预防？

传导性耳聋是指声音传入耳内的途径发生障碍而导致的耳聋。其病变部位主要在外耳道、中耳及前庭窗、蜗窗，是耳科常见疾病。最常见的是中耳炎及外耳道阻塞性病变。

其预防措施有：

（1）保持外耳道清洁，防止外耳道损伤，切忌用不洁火柴棍、牙签、发夹去挖耳，以免引起外耳道炎。

（2）感冒时通常伴有鼻子不通气，切忌用力擤鼻涕而使鼻腔内的鼻涕进入中耳引起中耳炎，擤鼻涕时摁住一个鼻孔轻轻擤出，外用麻黄素类滴鼻药，使黏膜消肿、通气，易于排出分泌物。

（3）小月龄的婴儿要注意防止呛奶。

（4）游泳前可用浸有凡士林膏的棉花堵塞外耳道口，防止污水进入耳道而引起感染。

（5）若外伤、爆破声等原因导致鼓膜穿孔，应及时就医，防止形成慢性中耳炎。

（6）如患急性中耳炎，一定要及时就医并彻底治疗，延误治疗将发展成慢性中耳炎，严重损害听力。

23．什么是感音神经性耳聋？如何预防？

感音神经性耳聋是指由于内耳毛细胞或听神经、听觉中枢发生病变导致的耳聋。

感音神经性耳聋的致病因素可以归为两大类，可针对病因预防：

第一类是环境因素，如孕期或出生后细菌或病毒感染、新生儿黄疸、耳毒性药物、噪声、外伤、全身性疾病、听觉器官老化等，这一类耳聋可以通过预防感染、加强孕期与围产期保健、避免使用耳毒性药物、避免接触过大的环境噪声，及时治疗全身性疾病等措施减少耳聋发生。

第二类是遗传因素，如自身的基因缺陷致病，或因基因缺陷对各种致聋因素更加敏感而致病，预防这类耳聋的关键是明确其遗传学病因，通过对育龄耳聋人群以及已生育聋儿的家庭进行耳聋基因检测，针对性地进行婚配前或再生育的遗传咨询和产前诊断等措施降低新生儿耳聋的风险。

24．新生儿耳聋的高危因素有哪些？

新生儿出生后28天以内导致耳聋的因素有：

（1）有先天迟发性的小儿期听损伤家族史。

（2）母亲有宫内感染的病史，已知的或推测的与感音神经性耳聋相关的感染有风疹、疱疹、梅毒等。

（3）头颅面部畸形，如耳郭和外耳道的外形异常。

（4）患儿体重小于1500g。

（5）高胆红素血症，其胆红素水平超出换血所要求的指标。

（6）患儿曾经使用耳毒性药物5天以上。

（7）细菌性脑膜炎。

（8）患儿出生时表现严重的功能低下，10min内未能进行自主呼吸或出生时肌张力低下。

（9）过长时间地机械给氧（9天以上），如持续性肺压力过大的患儿。

（10）有与感音神经性听损伤同时存在的综合征。

25．如何预防婴幼儿期的耳聋？

导致婴幼儿耳聋的常见原因是中耳炎，还有高热、腮腺炎、流感等病毒性感染，以及使用耳毒性药物等。小儿的中耳炎又分为化脓性中耳炎和非化脓性中耳炎（分泌性中耳炎）两类。对于前者，家长要注意尽量避免孩子哺乳位置不当、挖耳致鼓膜外伤；还要及时治疗急性上呼吸道感染和急性传染病，如猩红热、麻疹、百日咳、流行性感冒等，不可以在不洁的水中游泳等。分泌性中耳炎主要是由腺样体肥大、慢性鼻窦炎和上呼吸道的慢性炎症等疾病引起的咽鼓管功能不良或者阻塞所导致，要及时治疗腺样体肥大等以消除病因。

26．耳毒性药物有哪些？

目前已知具有耳毒性的药物有很多种，常见的有如下几类：

（1）抗生素药物：临床上最常见的是使用了氨基糖苷类抗生素导致的药物性耳聋，氨基糖苷类抗生素有庆大霉素、链霉素、卡那霉素、新霉素、小诺霉素等。大环内酯类抗生素有乳糖酸红霉素。其他抗生素有氯霉素、盐酸万古霉素等。

（2）抗肿瘤药物：顺铂、氮芥、博莱霉素等。

（3）解热镇痛药：乙酰水杨酸、吲哚美辛等。

（4）抗疟药：氯喹、奎宁等。

（5）利尿药：呋塞米（速尿）、利尿酸等。

27．药物中毒性耳聋都有哪些症状，怎么预防？

药物中毒性耳聋常发生在用药期间，也可以发生在停药后，并在几个月甚至一年之中逐渐加重，这种听力下降是渐进性加重的。除了听力障碍外，还常有双侧耳鸣、耳内压迫感、眩晕、平衡失调以及食欲减退、口渴、面部及手足麻木感等。

预防的措施有：

（1）儿童不要随便使用抗生素，必须用时需选择无耳毒性的抗生素。药物剂量宜小，疗程宜短，尽量不要静脉给药，同时避免几种耳毒性药物的联合使用。

（2）老年人、体弱多病及肾功能减退患者应慎用耳毒性药物，孕妇应禁用耳毒性药物，以免对胎儿造成毒害。

（3）家族中发生过氨基糖苷类抗生素中毒者，其他成员应慎用同类药物；母亲因这类药物中毒致聋，其后代应绝对禁用该类药物。

（4）用耳毒性药物期间，应同时服用营养神经药以及维生素类，目的是促使感觉细胞充分利用这些营养物质进行新陈代谢，以达到保护内耳、预防中毒的作用。

28．如何预防老年性耳聋？

老年性耳聋的原因是年龄增大导致的生理功能退化，主要表现为对语言的分辨能力下降，难以听清别人说话的内容，随着年龄的增加，听力损失逐渐加重。预防老年性耳聋的具体措施如下：

（1）保持良好的精神状态，乐观向上、不急不躁。

（2）多食含锌、铁、钙丰富的食物，补充微量元素，有助于扩张微血管，改善内耳的血液供应，防止听力减退；采用低盐、低脂肪、富含纤维素的饮食；不要暴饮暴食，戒除烟酒；进行体育锻炼，减少或延缓全身性疾病的发生。

（3）尽量避免使用耳毒性药物。

（4）避免接触噪声。

（5）经常按摩耳朵，促进内耳血液循环。

（6）不要随便掏耳朵。

（7）积极治疗高血压、高血脂、动脉硬化及糖尿病。

三、早期筛查

1．怎样进行新生儿疾病筛查？

新生儿疾病筛查是指对新生儿期一些危害严重、并且已经找到有效治疗方法的先天性、遗传性代谢疾病进行筛查，以便早期诊断和治疗，避免对儿童发育造成不可逆转的损伤而导致残疾。目前，我国对新生儿进行筛查的病种主要有苯丙酮尿症和先天性甲状腺功能低下。

新生儿疾病筛查需要在生后充分哺乳72h后，在新生儿足跟采几滴血液样本，在规定时间内送至本地区的新生儿疾病筛查中心实验室进行检测。如果检测出可疑疾病，需要进一步进行复查或诊断。

2．什么是苯丙酮尿症？怎样治疗？

苯丙酮尿症（PKU）是一种常见的氨基酸代谢病，是由于苯丙氨酸（PA）代谢途径中的酶——苯丙氨酸羟化酶（PAH）活性减低或缺乏，使得苯丙氨酸不能转变为酪氨酸，导致苯丙氨酸及其酮酸蓄积，并从尿中大量排出。本病在遗传性氨基酸代谢缺陷疾病中比较常见,其遗传方式为常染色体隐性遗传。临床表现不均一,主要临床特征为智力低下、精神神经症状、湿疹、皮肤抓痕征及色素脱失和尿有鼠尿气味等,脑电图异常。如果能得到早期诊断和早期治疗,则前述临床表现可不发生,智力正常,脑电图异常也可得到恢复。

诊断一旦明确,应尽早给予积极治疗,主要是饮食疗法,低苯丙氨酸饮食,对婴儿可喂给特制的低苯丙氨酸奶粉,到幼儿期添加辅食时应以淀粉类、蔬菜、水果等低蛋白食物为主。饮食控制至少需持续到青春期以后。开始治疗的年龄愈小,效果愈好。

3. 新生儿确诊为苯丙酮尿症应当怎样喂养?

苯丙酮尿症一旦得到诊断,应尽早给予积极治疗,主要是低苯丙氨酸饮食疗法。由于普通食物含有较高的苯丙氨酸,所以苯丙酮尿症患儿不能正常代谢它们,如果食用这些食物会影响患儿智力发育,因此他们只能吃特殊配制的不含或少含苯丙氨酸的饮食才可以健康成长。

低苯丙氨酸饮食主要适用于典型 PKU 以及血苯丙氨酸持续高于 1.22mmol/L(20mg/dl)的患者。由于苯丙氨酸是合成蛋白质的必需氨基酸,完全缺乏时亦可导致神经系统损害,因此对婴儿可喂给特制的低苯丙氨酸奶粉,到幼儿期添加辅食时应以淀粉类、蔬菜、水果等低蛋白食物为主。

目前,市面上有国产和进口的无苯丙氨酸或低苯丙氨酸的配方奶粉(俗称特殊奶粉),还有无苯丙氨酸或低苯丙氨酸的米、面、面条、饼干可供家长选择。天然食物中,母乳是最好的;蔬菜、水果、瓜类、糖类、脂类等,是可以自由食用的;乳类、豆类、谷类等,含有一定量的苯丙氨酸,是需控制摄入的;肉类、鱼类、蛋类这些优质蛋白质可在医生的指导下谨慎食用;海鲜类、乳酪、内脏等,含有较高的苯丙氨酸,通常不要食用。

4. 什么是先天性甲状腺功能低下?怎样治疗?

先天性甲状腺功能低下(CH),是儿童时期常见的智残性疾病,早期无明显表现,一旦出现症状,是不可逆的,又称呆小症,此病对儿童智力发育影响很大,可导致身材矮小,智力低下。医学上一般认为如果在 2 个月内发现、及时治疗,终身服药,智力基本正常;大于 10 个月发现、治疗的,智商只能达到正常的80%;大于2岁发现的,智力落后不可逆。

治疗主要用甲状腺素替代疗法;正规治疗2～3年停药1个月,复查甲状腺功能、甲状腺B超或甲状腺同位素扫描。如为暂时性CH则停药定期随访;如为永久性CH应终身治疗,定期进行体格和智能发育情况评估。

5. 儿童生长发育检测有哪些意义?

儿童生长发育检测是对个体儿童的生长、发育状况自新生儿期开始定期进行连续测量和监测,并给予评价的过程,其目的是早期发现儿童发育迟缓状态,分析原因并采取相应的干预措施,促使其正常发育。其主要目的有:

(1) 了解儿童体格发育与喂养、营养状况,检查有无营养性疾病或其他异常。

(2) 了解神经精神发育状况,包括感觉器官、智能的发育等,筛查发育的偏离或异常,判断有无出生缺陷和遗传性疾病。

(3) 对发育偏离或异常儿童给予一定的干预,或矫治或转诊,进一步检查和治疗。

(4) 对养育人进行相应的养育指导和健康教育宣传。

6. 儿童在哪些时间段应当接受健康检查?

儿童健康体检应当从新生儿期开始,在新生儿期接受新生儿访视,3岁以内分别安排在第3、6、9个月(或2、5、8个月)、第12个月、第18、24、30、36个月进行,3～6岁儿童每年体检1次。即1岁内体检4次,2～3岁每年体检2次,3～6岁每年体检1次。

7. 不同阶段儿童的视觉、听觉和语言发育状况如何?

月龄	视觉	听觉和语言
新生儿	具有眨眼即瞳孔的对光反射,出生3天就可以把视线集中在母亲的脸上或较大物体上;能够追随距离眼睛20～30cm处的移动红环	突然听到较大声音如关门或大声说话时,会出现全身抖动、两手握拳、Moro反射(前臂急速屈曲)、皱眉头、眨眼睛、睁眼等动作;语言以啼哭为主
1～3个月	能看清距离眼睛20cm的物体,双眼可追视移动的物体180°	同上,能力更强,会笑,但笑声微弱

续表

月龄	视觉	听觉和语言
6个月	有主动搜寻视觉刺激物的行为，能够看到自己的手、固定视物，能够注意到葡萄干大小的物体	可辨别妈妈的声音，会用眼睛注视说话的人，头可转向声源，表现出有意识听熟悉声音的能力；可出现"呀呀"学语的表现，可以笑出声
9个月	能追随桌面上移动的圆环（12cm左右）或毛线球（8cm左右），看到跌落的物体，出现手眼协调的动作，可伸手抓起葡萄干大小的物体，摆弄小物件	具有辨别声音方向的能力，主动向声源方向转头；出现听指令的行为，如问"灯在哪"孩子可以出现用眼睛望的相应动作，出现肢体语言
12个月	有充分的两眼视物动作，角膜直径约成人大小，视力为0.2	叫名字有反应，能学说"妈妈"、"爸爸"，听到音乐声身体可随音乐做有节奏的动作，能按指令做简单的事情，模仿声音
18个月	会区别各种形状、颜色，对图片有兴趣，可有50s以上的注视；因视深度发育不充分，经常撞到物体，视力为0.5	可指出鼻子、眼睛、嘴等部位，能有意识地说出1~2个字的词语
24个月	能临摹圆形、十字、方形、三角形等简单的几何图形，单眼视力0.5以上	可用简单的语言表达自己的需要、感情和意识
36个月	同上	能背诵简单的儿歌或讲童话故事
48个月	单眼裸眼视力达0.6以上	同上，能力更强
60个月	单眼裸眼视力达0.8以上	能掌握和使用比较完整的句子，与同龄儿童语言交流良好，语言功能日臻完善

8. 不同阶段儿童的运动发育状况如何？

月龄	运动发育
新生儿~3个月	出生1个月左右，俯卧位时能抬头1~2s；3个月时能抬头90°，扶坐时头较为定。新生儿双手握拳姿势，2个月后逐渐松开，出现不随意的抚摸动作，可握住物体片刻；3个月后出现玩弄手指和手的动作
6个月	能仰卧翻身和俯卧翻身，并能在侧翻时用一只手支撑身体的重量；能围坐或手支撑坐；5个月左右自主随意的抓握动作开始发展，6个月后对掌抓握动作出现，可用手指拿东西
9个月	能独坐稳，自如地左右转身；能用手支撑胸部，在原地转动或退爬；可扶站或扶物站立，有的可扶家具移步；能用拇食指捏起葡萄干大小物体

续表

月龄	运动发育
12个月	能由俯卧位转为坐位，能从坐位站起或俯卧，即坐、卧、站姿势转换自如；由匍匐爬发展到手膝爬；能够独站一会，扶着一手能走；用手指拿东西吃得很好，能够拿起蜡笔在纸上乱画
18个月	熟练地用手膝爬行；独走稳，能够倒退走，可以拉玩具走；自发地乱画，会用勺子吃
24个月	能单独上下楼梯，会踢球，步态稳；可以模仿画直线，会用一只手拿杯子喝水，会穿珠子
36个月	会双足并跳，跳远，会骑三轮儿童车，动作迅速敏捷；会临摹画图，可以搭很高的积木；会倒水，自己吃饭
48个月	能够单足跳，跳远或走独木桥；临摹图形，会剪纸片，会扣纽扣
60个月	可学会跳绳、滑旱冰等活动，独脚站10s以上；能用积木搭一些复杂的模型，较好地完成涂色，用剪子很熟练

9. 不同阶段儿童的个人—社会性发展状况如何？

月龄	个人—社会性发展
出生~3个月	出生~1个月时，目光可追随走动的人，看见人的面部时活动减少；睡眠时间长，约16~20h；需要得到满足后，比较安静，以哭表示需要。2~3个月时，能够自发地笑，逗引时能微笑；睡眠间隔延长，较有规律；用哭表示各种需要，哭的时间减少；用目光期待喂奶，吃奶时与妈妈有目光的交流；开始喜欢注视自己的手，手指开始能够相碰，但比较笨拙，偶尔将物品或手放入嘴里；有愉快的表情
6个月	夜间睡眠逐渐完整；能够辨别陌生人，喜欢熟悉的人，害怕陌生人；有害羞的行为，开始有与别人玩的行为；对周围事情感兴趣时，用微笑表示或主动发音逗人交往；不喜欢时可以把妈妈的手推开；开始喜欢把任何物品往嘴里放；能吃半固体食物（泥糊状），仰卧时能抓住自己的脚玩
9个月	有喜爱或依恋养育人的表现，见到陌生人会害怕、转身、大哭、尖叫、盯着看等；懂得要抱的手势；能自己从盘子里拿起饼干吃；喜欢玩藏猫猫游戏，会模仿拍手游戏；喜欢照镜子；会强烈拒绝别人从他手里拿走玩具
12个月	会伸手将玩具交给别人，逐渐可以玩交往性游戏，如把皮球滚向别人等；穿衣、鞋袜时能配合伸手、伸脚；叫名字会转头；喜欢到户外玩，玩重复的游戏，喜欢故意把东西扔到地上；会以恰当的表情表示自己的情绪，如愤怒、高兴、恐惧等；对熟悉的人表示好感或依恋，与父母分离显示不同程度的焦虑
18个月	能帮助做简单的家务；有给玩具动物或娃娃喂饭的行为；遇挫时会抗议；会用语言或手指出想要的东西；在镜子里认识自己或认识自己的照片；白天能够控制大小便；能自己用杯子喝水

续表

月龄	个人—社会性发展
24个月	能用吸管喝水，自己用勺吃饭；在帮助下可以洗手，可以把胳膊放进袖子里；打开抽屉、柜子、盒子；玩假装游戏；明白父母同意或不赞成他的行为；与父母分离的焦虑程度有所减轻
36个月	自己会穿鞋，但不会系鞋带；自己洗手并擦干，自己穿简单的衣服；与小朋友玩简单的游戏；比较讲道理，可以接受语言的教育；哭闹时间缩短，自我为中心；在假想游戏中，会用某一物体代替想象中的物体玩
48个月	自己穿脱简单的衣服（前后穿正），会穿鞋，左右脚穿正；能自己刷牙洗脸；能在集体中玩游戏，和别人交谈，爱问为什么等
60个月	能和同龄人正常交往，爱指挥和批评别人，能辨别上午和下午，懂得左右

10. 不同阶段儿童的认知发展状况如何？

月龄	认知发展
新生儿~3个月	注视熟悉的玩具或物体的时间比注视陌生物体的时间短；能向说话的地方转头；能区分奶瓶和乳房；对铃声或拨浪鼓有反应
6个月	会模仿熟悉的动作；会用汤勺吃食物；开始认人
9个月	出现摆弄物体或玩具的动作，如用食指拨弄小豆子、自动摇铃铛、够取带绳的玩具时，知道拽绳子取玩具等
12个月	能找到藏在毛巾下或盒子里的玩具；能把豆子或小玩具放到容器中；能够寻找掉下来的物体；听音乐时身体摆动
18个月	能够指出图画书中的一个物体；对滑稽行为发笑；能找视线外的物体；会盖瓶盖；知道一个方向；反复、多次尝试解决遇到的问题
24个月	喜欢拆物体；探索周围的环境，如不停地拉抽屉等；能指出5~6个身体部位
36个月	能区分和认识环境中的各种声音；注意力能集中3min以上（不包括看电视）；能记住昨天发生的事情；能区分食物和非食物，不再把玩具等物品往嘴里放；认识一些数字，但不一定知道数字之间的正确顺序；知道物品应放的地方，如冷饮在冰箱里，玩具在玩具柜里等；知道什么是"1"；在假装游戏中可以找到替代物，如把一个小积木充当汽车玩等；能对一些可笑的念头发笑；单独浏览图画书；会匹配，如圆形积木和圆的模具匹配，方积木和方的模具匹配等；知道躲避危险环境，如行驶的汽车、炉子等；可以完成一个指令的任务
48个月	认识并能说出红、黄、蓝、绿颜色；可自觉地按顺序做事情，如知道并可以排队；懂得多少、高矮等；可以点数5个物品；能按形状或颜色排序；能完成连续3个指令的任务；能区分现实和想象中的事情；能判断引起不同结果的事情，如什么事情可以引起愤怒、快乐、悲伤等

续表

月龄	认知发展
60个月	会玩简单的迷津游戏，会玩简单的拼图，照着三角形的样子画三角形；会5以内的实物加法；能指出图中明显的不符合逻辑的错误；会找出图画中的不同之处；知道一些反义词，会解释"为什么不能玩火柴"、"为什么要有窗户"等问题；能够讲简单的故事

11．预防儿童残疾，在定期体检中应当侧重哪些方面？

（1）多数儿童的听力、肢体残疾在1岁以内被发现，因此，听力残疾、脑瘫的重点筛查时间应在1岁以内。

（2）对于智力、视力残疾，尽管有些儿童在1岁内可有行为表现，但因儿童脑和眼部的发育特点，有些问题要到1岁以后，甚至3岁后才会显现，因此，智力和视力的残疾筛查要贯穿整个0~6岁年龄阶段。

（3）精神残疾儿童在1岁以内很难筛查，有些病症往往在1岁以后才出现症状或开始起病，因此，精神残疾儿童的筛查重点年龄在1~3岁之间。

12．哪些孩子存在脑瘫威胁？

（1）早产。

（2）出生体重低（低于2.5kg）。

（3）多胞胎（含双胞胎）。

（4）母亲患有癫痫。

（5）孕期母亲生病（癫痫、高血压）。

（6）难产。

（7）分娩时有问题（臀位分娩、脐带绕颈）。

（8）出生几个月内发高烧、被感染过（脑炎、脑膜炎和黄疸等）。

（9）患有脑积水或脊柱裂的婴儿更容易罹患脑瘫。

（10）不符合以下情况的有可能为脑瘫：①3个月时能控制头部运动；②6个月时能坐；③6个月时会打滚；④18个月时能走路。

13．婴儿具有哪些早期症状需要立即送至专业康复机构进一步评估是否脑瘫？

（1）婴儿很疲软，当把婴儿举起来时其脸部向下（正常应头部向上抬并且四肢伸展）。

（2）婴儿很僵硬，头部向后伸，手指握紧或胳膊伸展。

（3）婴儿活动能力差，存在生理发育迟缓。

（4）婴儿哭闹太多（急躁）或哭得太少（温顺）。

（5）将婴儿举起时，两腿交叉。

（6）经常呕吐，食欲不好，睡眠不好。

（7）眼神交流能力很差，不知道去看别人。

（8）语言能力、社交能力发育迟缓，视觉和听觉发育延迟。

14．在家庭中如何早期发现儿童残疾？

注意观察婴儿的生长情况（包括身高、体重和头部大小）、生理发育情况（何时开始打滚、爬行、坐、站立和行走）、智力活动和认知能力、语言能力、视觉能力和听觉能力等。一旦发现婴儿存在异常，应当立即找相关专业机构接受进一步的评估和诊断，并早期接受康复。

15．怎样预防早产儿视网膜病变致盲？

早产儿视网膜病变发生在出生时体重轻的早产儿，特别是合并呼吸障碍及大量吸氧的早产儿，是一种致盲性眼病。孕期越短，出生体重越低，发病率越高。本病重在预防、早期筛查和干预。在不妨碍治疗的情况下，应尽量缩短早产儿用氧的时间，还要尽早对早产儿进行眼底检查。出生孕周≤34周，或出生体重≤2kg及患有严重疾病的早产儿，应在出生后4周或矫正胎龄32周接受首次眼底检查，并按要求随诊，以便早期发现并及时采取冷凝、光凝、手术等治疗，减少严重的后遗症，维持一定的视力。

16．儿童视力残疾发生的原因有哪些？

儿童视力残疾的主要病因是先天性遗传性眼病，如先天性小角膜、小眼球、眼球震颤、先天性白内障术后无晶体、白化病、视网膜色素变性、屈光不正（高度近视或高度远视）、弱视等。视力残疾也可能是由于缺少维生素A、眼睛受伤或感染、大脑损伤、麻风病或误用药物等原因所致。

17．低视力和弱视有什么区别？

低视力和弱视都是视力低下，都不能用普通眼镜矫正使其视力提高到正常水平，但这是两个不同的概念。

低视力是一个视力残疾的概念，有严格标准。如果仅有一眼视力在0.3以下，另一眼视力在0.3或以上（均指矫正视力），这只是"单眼"低视力。只有当双眼矫正视力都在0.3以下时，才属于视力残疾，才是真正意义上的低视力。低视力一般都是由眼部的器质性病变所致。

弱视是一种眼科疾病。当一眼视力（配戴矫正眼镜后）达不到正常标准（0.9），而又没有找到足以解释视力下降的器质性病变时，可诊断为弱视。弱视可为单眼，也可为双眼。儿童弱视绝大部分是可以治愈的，但愈早发现、愈早治疗效果就愈好。弱视的最佳治疗年龄为3~7岁，8~12岁治疗也有效，但视力提高慢。

18. 怎样预防弱视致残？

弱视的最新定义是：视觉发育期由于单眼斜视、未矫正的屈光参差和高度屈光不正及形觉剥夺引起的单眼或双眼最佳矫正视力低于相应年龄者的视力（不同年龄视力参考值下限：3岁以下儿童0.5；4~5岁0.6；6~7岁0.7），或双眼视力相差两行或以上，视力较低眼为弱视。弱视治疗越早越好，治疗方法主要是针对病因并且要个性化，强调戴眼镜、精细作业锻炼患眼，合理适当抑制健眼；具体治疗方案要根据弱视的程度、年龄等来制订。

19. 为什么要筛查青光眼？

多数青光眼患者是在急性发作时或疾病的晚期才被发现，极易致残。因此，对青光眼的高风险人群（年龄＞40岁、有家族史、长期使用激素、经常不明原因眼胀、眼疲劳，有糖尿病、高度近视或远视）进行排查至关重要，以期早期发现，早期治疗。该病是终生性疾病，不能治愈，但如果早期控制则有望终生保持良好的视功能。

20. 什么是老年性黄斑变性？怎样减少老年性黄斑变性的危险？

黄斑变性为眼底黄斑衰老性改变，主要表现是中心视力减退、视物模糊或变形等。该病是老年人群不可逆性失明的主要原因，大多始发于50岁左右，年龄越大发病率越高。其发病机制尚不清楚，可能与遗传、慢性光损害、营养障碍、中毒、免疫性疾病、心血管系统及呼吸系统等全身性疾病等有关。目前尚无理想疗法和根本性的预防措施。

戴遮光眼镜避免光损伤，禁烟限酒，控制血压、血糖、血脂，可以减少患老年性黄斑变性的危险。

21．什么是新生儿听力筛查？

新生儿听力筛查就是通过一种客观、简单和快速的方法，将可能有听力损失的新生宝宝筛查出来，并进一步确诊和追踪观察。其目的是尽可能早地发现有听力损失的宝宝，使其在语言发育的关键年龄段之前就能得到适当的干预，最大限度地促进言语—语言和认知的发展。

22．为什么要对刚出生的宝宝进行听力筛查？

宝宝出生以后，一般情况下父母难以在1岁内发现其听力问题。多数孩子到了2~3岁不会说话时，才引起家长注意，但这时已过了早期干预的最佳时期，即使这时进行干预，其言语—语言和认知发育水平仍会落后于同龄儿童。

23．家长怎样配合新生儿听力筛查？

宝宝接受听力筛查前，家长应该认真了解听力筛查的相关内容，并签署知情同意书。新生儿出院前接受听力初筛，未通过者于生后42天内接受复筛，仍未通过者3个月内转到指定的听力诊断机构接受确诊。具有听力损失高危因素的新生儿，即使通过了听力筛查，也应在3周岁内至少每6个月接受一次听力语言监测。

24．如果宝宝有听力损失该怎么办？

对确诊听力损失的宝宝，需要早期接受听觉干预。依据听力损失程度，在生后6个月内应采取相应的干预措施，如助听器验配，听觉言语训练等，助听器效果不佳者早期植入人工耳蜗。

25．听力损失的早期干预效果如何？

确诊为听力损失的宝宝，干预越早，效果越好。不管听力损失的程度是轻度或极重度，只要是智力发育正常的宝宝，一般在6月前接受干预和康复训练，宝宝的听觉语言能力可以得到快速发展，大多数能够通过听说交流，参与社会活动，基本上能达到正常同龄孩子水平。哪怕是极重度听力损失的宝宝，只要早期发现，认真配合医生进行干预和康复训练，听觉语言发育能力和仅有轻度听力损失的宝宝是没有显著差异的。

26．婴幼儿智力残疾有哪些早期线索？

如果婴幼儿出现以下多项行为表现，应及早到专业机构做智力残疾筛查：

（1）出生10～16周后仍不出现社会性微笑（对抚育者表现出的交往性微笑），对声音缺乏反应，不注意别人说话。

（2）吸吮能力差，咀嚼晚，喂养困难，吃固体食物时容易出现吞咽障碍和呕吐。

（3）哭声尖锐，或呈尖叫、哭声无力，缺乏音调变化。

（4）视觉功能发育不佳，不注意注视周围人和事物，缺乏双眼追视物体的活动。

（5）8个月后仍持续关注自己手的动作。

（6）1岁半后还经常流口水。

（7）2岁后还故意把东西往地上扔。

（8）2～3岁还经常把玩具或手边物品放进嘴里。

（9）四肢协调能力弱。2～3岁后走路依然两脚相互乱碰。

（10）清醒时有磨牙动作。

（11）对周围事物和玩具缺乏兴趣或兴趣短暂、精神不集中、反应迟钝。

（12）多睡，睡眠不宁，入睡难或易醒。

（13）过度激惹、惊跳，无目的地多动。

（14）肢体自主活动少，动作僵硬。

（15）运动或动作发育明显落后于同龄儿。

四、早期处理和早期康复治疗

1．外伤后正确搬运患者有哪些重要意义？

正确搬运对伤病员的抢救、治疗与预后都至关重要。许多残疾是外伤后不适当的搬运方法造成的。尤其是在脊柱损伤后不正确的搬运可造成或加重脊髓损伤。怀疑脊柱损伤时要用担架，3～4人同时水平搬运；颈椎受伤时要固定颈部；对颅脑损伤患者，要使其处于半卧位或侧卧位。

2. 发生车祸后搬运处理伤员应当注意哪些问题？

发生交通事故后，错误的搬运方法不仅会加重患者的痛苦，还会加大损伤。因此，正确的搬运在现场救护中显得尤为重要，应注意以下7点：

（1）迅速观察受伤现场和伤情。

（2）先救命后治伤。

（3）先止血、包扎、固定再搬运。

（4）保持脊柱和肢体在同一轴线上，不要无目的地移动伤员，防止损伤加重。

（5）搬动伤员动作要轻巧、迅速，避免不必要的移动。

（6）注意伤情变化。

（7）多人同时搬运，步骤要协调一致。

3. 高处坠落的伤员急救应当注意哪些问题？

首先，要使伤者平卧，腿部抬高，注意保暖和安静，尽量不要搬动伤者；给其吸氧，保持呼吸道通畅，并立即联系医生，同时注意以下问题：

（1）发现伤者有严重骨折时，一定要采取正确的骨折固定方法。固定的材料可以用木棍、木板、硬纸板等，固定材料的长短要以能固定住骨折处上下两个关节或不使断骨错动为准。

（2）对于脊柱或颈部骨折者，不能搬动，等待携带医疗器械的医护人员来搬动。

（3）抬运伤员时，要多人同时缓缓用力平托，运送时必须用木板或硬材料，不能用布担架，不能用枕头。怀疑颈椎骨折的，伤者的头要放正，两旁用沙袋夹住，不让头部晃动。在搬运和转送过程中，不可使颈部和躯干前屈和（或）扭转，绝对不能一个抬肩一个抬腿，以免发生或加重截瘫。

（4）对严重出血的伤者，可使用压迫止血法现场止血（适用于头、颈、四肢大动脉血管出血的临时止血）。即用手或手掌用力压住比伤口靠近心脏更近部位的动脉跳动处（止血点）。四肢大血管出血时，应采用止血带（如橡皮管、纱布、布袋、绳子等）止血。

（5）事故中伤者发生断肢（指）的，要同时保存好断肢（指），可将断肢（指）用清洁纱布包好，不要用水冲洗，也不要用其他溶液浸泡。

（6）如身上有钢筋等硬物插在体内时，在现场不要把硬物拔出，只能在离身体最近处把硬物锯断后送医院处理。

（7）复合伤要让伤者仰卧位，保持呼吸道通畅，解开领口纽扣，去除身上的装具和口袋的硬物。

（8）若心跳、呼吸停止，应做心肺复苏，并迅速送往附近医院抢救，在途中也应坚持抢救。

4．脑梗死和脑溢血有何区别？

脑梗死和脑溢血是两种疾病，其区别是：

（1）脑梗死是血管堵塞，脑出血是血管破裂。

（2）脑梗死一般没有生命危险，脑出血多数处理不及时都有生命危险。

（3）脑梗死多数有先期症状，脑出血一般都是突发性的。

（4）治疗时用药区别很大：脑梗死是由于血栓阻于某部，使大脑某部暂时缺血而产生的症状，一般来说通过治疗和康复锻炼能恢复；脑出血是指由于大脑局部由于血压过高或其他原因导致血管破裂，从而造成颅内压力过大而出现的症状，比较急，一般留有后遗症。脑梗死的患者多在安静休息时发病，有的患者一觉醒来，发现口眼歪斜，半身不遂，流口水，吃东西掉饭粒，举不动筷子，这就是发生了脑梗死，常使人猝不及防。

5．出现哪些情况是脑梗死的前期征兆？

大约有25%的患者在脑梗死发生前有短暂性脑缺血发作，中医称为"小中风"。常见的先兆症状为：一过性的黑矇、单眼失明或偏盲；记忆丧失；言语不清，看不懂文字；一侧肢体的麻木或无力；眩晕、呕吐；看东西重影；声音嘶哑；呛咳或吞咽困难；肢体动作不协调；单侧或双侧口周及舌部麻木等。

6．发生脑梗死后，家庭应急处理方法有哪些？

脑梗死对中老年人来说是比较常见的疾病，因此，必须要知道其家庭应急处理方法：

（1）拨打120急救电话寻求帮助。

（2）做院前急救：检查生命体征，如果呼吸和心跳已经停止，要马上做心肺复苏。

（3）如果患者意识清楚，应平仰卧、头部略向后，以开通气道，不要垫枕头，盖上棉毯保暖；如果失去意识，应维持昏睡体位，以保持气道通畅，不要垫枕头。

（4）脑梗死患者呕吐时，应将脸朝向一侧，让其吐出，用干净的手帕缠在手指上伸进口腔清除呕吐物，以防堵塞气道；装有假牙者，要取出假牙。

（5）未得到医生许可，不要让患者进食或饮水。

（6）患者抽搐时，要迅速清除患者周围有危险的东西，用手帕包着筷子放入患者口中，以防抽搐发作咬伤舌头，没有筷子时也可以用手帕卷着垫在上下牙之间。

（7）急救车到时，要将病情准确地转告医生，主要包括：发作的具体时间，是否有呕吐，症状是否逐渐恶化，意识情况如何，头痛的程度，是否有手脚麻痹、语言障碍，是否在服用降血压药，有没有受伤等。

（8）不能对患者进行摇晃，前后弯动或捻头部，头部震动等不当急救措施，要保护瘫痪肢体，避免擦伤。

7. 发生脑出血后，家庭应急处理方法有哪些？

当患者发生脑出血时，会有典型的表现，如一侧肢体突然麻木、无力或瘫痪，这时患者常会在毫无防备的情况下跌倒，或手中的物品突然掉地上；同时患者还会口角歪斜、流口水、语言含糊不清或失语，有的还有头痛、呕吐、视觉模糊、意识障碍、大小便失禁等。这时，家属应当立即采取应急处理措施：

（1）拨打120急救电话寻求帮助。

（2）保持患者平卧姿势，可将头偏向一侧，以防止痰液、呕吐物吸入气管。

（3）迅速松解患者的衣领腰带，保持室内空气流动，天冷时注意保暖，天热时注意降温，可用冷毛巾覆盖在患者头部，以减少出血量。

（4）如果患者昏迷并发出强烈鼾声，表示其舌根已经下坠，要用手帕或纱布包住患者的舌头，轻轻向外拉出。

（5）不要急于立即将患者送医，尽可能等待急救车前来，要注意车轮行驶尽量平稳，减少颠簸和震荡，同时将患者头部稍稍抬高，与地面保持20°角，并随时注意病情变化。

8. 哪些早期医疗干预可以预防残疾？

对脑梗死患者发病6h内如果能够采取溶栓治疗，有可能使瘫痪的肢体完全恢复；对结核病、耳内感染、癫痫、老年痴呆等疾病如果早期合理药物治疗，能够较好地发挥药效，避免引起并发症导致残疾；对创伤、骨折、各种畸形、白内障等疾病适时进行手术治疗，科学护理，促进伤病痊愈或好转，可以预防并发症。

9. 对青少年特发性脊柱侧凸进行早期医疗干预有哪些益处？

青少年处于生长发育高峰期，脊柱生长较快，原本的轻度脊柱侧凸会在这一时期迅速加重。如果能早期发现，并早期干预，40°以下的脊柱侧凸患者可以通过姿势纠正、体操矫形及支具治疗，95%的患者可得到控制，从而减少手术率，有效降低致残率。

10. 早期轻型脊柱侧凸有哪些症状或体征？

出现以下情况之一，家长需注意是否有脊柱侧凸，尽早到专业医疗机构就诊。

（1）一侧肩部高于另一侧。

（2）一侧肩胛骨比另一侧突出。

（3）一侧腰部有皱褶皮纹，腰部不对称。

（4）一侧髋部高于另一侧。

（5）一条腿看上去比另一条腿长。

（4）腰向前屈曲时，衣服在腰部呈不对称状，一侧明显高于另一侧。

（5）脊柱偏离中线，从头部开始纵垂线没有在两髋连线的中点，或躯干或胸部向一侧偏移。

脊柱侧凸有一些外观表现有时不容易被发现，需要由经过专业训练的人士进行专业检查。

11. 脊柱侧凸的表现什么情况下会被忽略？

脊柱侧凸没有被患者本人和家长发现的情况并不少见，常常在侧凸的外观畸形较显著时才被发现。青少年的身体在青春期前期和青春期迅速发生变化。在此期间，这个阶段的孩子对自己身体觉得格外私密，以至于父母不容易发现他们身体的改变。由于脊柱侧凸造成的身体外形的早期改变很不容易被发现，这时可能只是外观畸形而非严重脊柱侧凸。除此之外，早期的、轻中度的脊柱侧凸不一定会产生疼痛症状。这些都往往会被忽略，从而导致脊柱侧凸日趋严重。

12. 如果发现孩子有脊柱侧凸的趋势，下一步应该怎么办？

当有疑似脊柱侧凸的现象发生时，家长首先要到专业的医疗机构或康复机构进行咨询，并让孩子接受脊柱侧凸专业人员的彻底检查。专业人员会根据孩子的情况拍摄 X 光片，通过 X 光片做出相应的诊断。拍摄 X 光片时需处于站立位，拍摄的范围包括全脊柱节段。

13. 特发性脊柱侧凸早期康复治疗方法有哪些？

特发性脊柱侧凸的康复一般需根据患者年龄、侧凸程度和进展情况来选择和制订治疗方案。早期发现、早期矫治是获得良好治疗效果的关键。

脊柱侧凸可以通过手术和非手术两种方式来进行治疗，主要取决于侧凸的角度和严重程度。非手术治疗包括观察侧凸角度的进展，姿势训练，矫正体操，配戴侧凸矫形器等多种方法。

14. 孩子患有脊柱侧凸后应当注意什么？

（1）选择适当的运动方式：轻度脊柱侧凸可以通过运动、体操等自我锻炼的方式来进行治疗，要选择适合自己的运动，比如能够加强凸侧腰背肌力量的体操，或者是自由泳，能够在没有重力下均衡地锻炼全身肌肉。

（2）注意端正姿势：尽管不是所有的脊柱侧凸都是由不正确的姿势引起，但是患有脊柱侧凸后就应当注意正确姿势，特别是轻度侧凸的孩子，要调整座椅和桌子的高度，使读写姿势正确；平时站立和行走时，有意识地调整身体两侧的不平衡；走路、负重、运动时，注意使双肩的负担均衡。

（3）注意均衡营养：尽管青春期对营养的需求较高，但也要注意各类营养的均衡，不缺钙但也不过度补钙。

（4）坚持监测和评估脊柱侧凸：患有脊柱侧凸后，应当定期进行复查，监测脊柱侧凸的程度，并适时进行呼吸系统、平衡功能等的评估，拍X光片至少间隔6个月。

（5）坚持配戴支具：对于已经配戴支具的孩子，家长应当鼓励孩子尽可能多时间地配戴，如果短时间内发现孩子身高增长较快，还要及时到医疗机构进行评估和调整支具是否有效。

15. 急性脑血管意外患者在早期卧床阶段应当如何放置肢体？

脑血管意外急性期患者大部分患侧肢体呈迟缓状态，由于不能运动，被动牵拉往往导致关节半脱位和关节周围软组织损伤，甚至由于长时间异常体位造成关节挛缩，对患者后期的康复造成不良影响。因此，必须采用良肢位来放置肢体和关节，对抑制痉挛模式（上肢屈肌痉挛、下肢伸肌痉挛）、预防肩关节半脱位、早期诱发分离运动等均能起到良好作用。一般建议2h变换一次患者的体位，当患者能在床上翻身或主动移动时，可适当改变间隔时间。主要体位有（图片模特演示以右侧偏瘫为例）：

（1）仰卧位：床铺尽量平整，头部要固定于枕头上，不能灵活可动；偏瘫侧的上肢、臀部及下肢要垫高，上肢和躯干呈大于30°伸直，肘、腕、指关节尽量伸直，膝盖下方垫一卷毛巾，以防关节过伸。如图1。

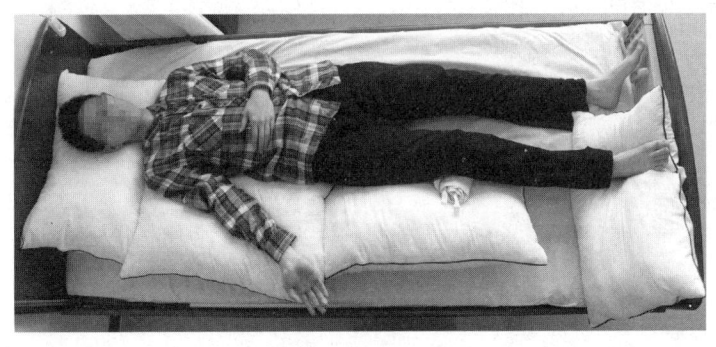

图1 仰卧位

（2）患侧卧位：床铺尽量平整，头部要固定，背后和头部放一枕头固定；偏瘫侧肩关节向前平伸内旋，偏瘫侧上肢下垫高，并和躯干呈90°，肘关节尽量伸直，手掌向上；偏瘫侧下肢膝关节稍弯曲，臀部伸直，健侧上肢放在身上或枕头上；健侧下肢保持踏步姿势放枕头上，膝关节和踝关节略微屈曲。如图2。

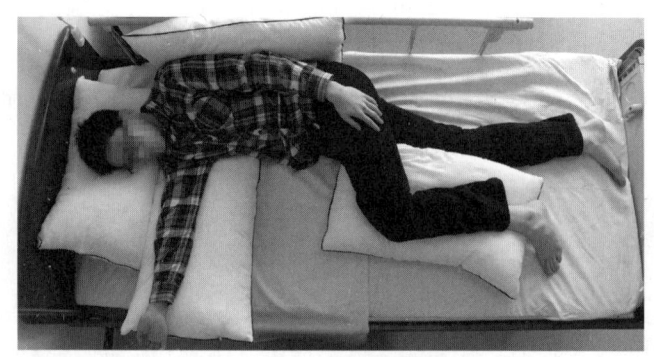

图2 患侧卧位

（3）健侧卧位：床铺尽量平整，头部要固定，和躯干呈一条直线；躯干略微前倾；偏瘫侧肩关节向前平伸，偏瘫侧上肢放枕头上，和躯干呈大于90°；偏瘫侧下肢膝关节、臀部略微弯曲，脚放枕头上；健侧上肢患者怎么舒适怎么睡，健侧下肢膝关节、臀部伸直。如图3。

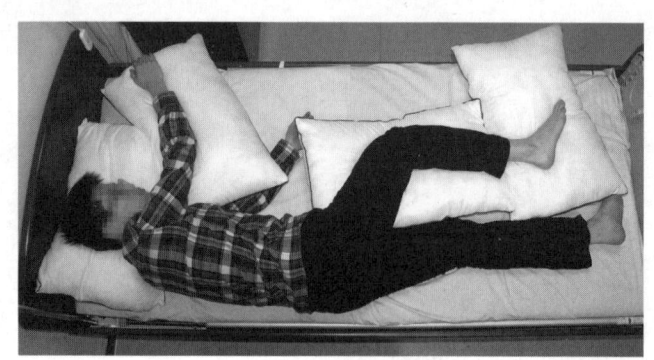

图3 健侧卧位

（4）床上坐位：床铺尽量平，患者下背部放枕头，头部不要固定，能自由活动；躯干伸直，臀部屈曲，重量均匀分布于臀部两侧；上肢放在一张可调节桌上，上置一枕头。如图4。

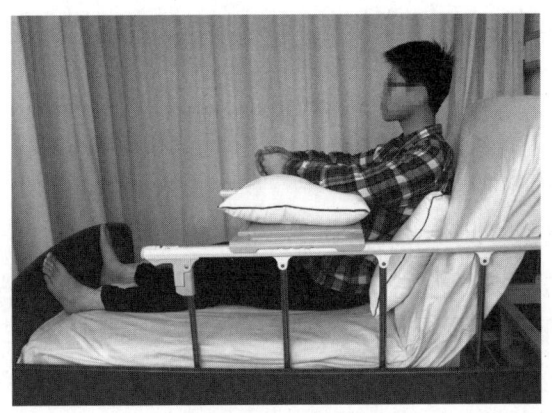

图 4 床上坐位

（5）轮椅或椅子上坐位：下背部放置一个枕头；患者双手前伸，肘放在桌上，双足平放地上或平凳上。如图 5。

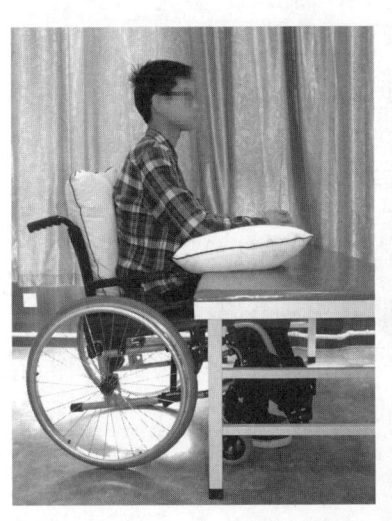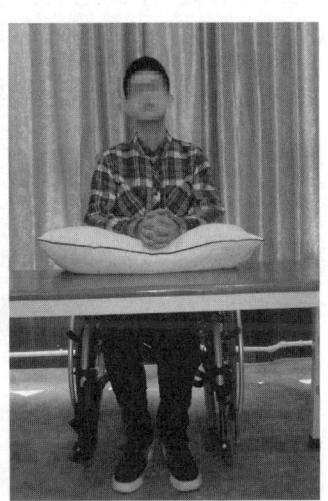

图 5 轮椅或椅子上坐位

16. 偏瘫患者早期应如何进行家庭护理？

偏瘫患者长期卧床会使机体运动、感觉障碍，局部血液循环障碍，加之抵抗力下降，易发生各种并发症，如褥疮、坠积性肺炎、便秘、尿路感染等，因此必须从早期就加强基础护理。患者应每 2h 更换体位 1 次，并予以按摩受压部位及骨隆突处。保持床铺整洁、干燥。为患者翻身时避免拖、拉、推,以免损伤皮肤;鼓励患者咳嗽、排痰。给患者翻身时应进行拍背,以利于痰液排出;嘱患者多吃高纤维和高维生素的食物,多喝水,减少便秘的发生;另外,由于患者肢体感觉不良,应绝对禁止使用热水袋,以免烫伤。

17. 偏瘫患者如何翻身?

翻身能刺激全身的反应和活动性,是偏瘫患者重要的治疗性动作。转换体位要掌握循序渐进的原则。可先被动翻身,并向患者交待要领,使其增加感觉,再逐渐过渡到主动翻身。在帮助患者翻身时,要注意不要推、拖、拉,以免损伤局部的皮肤,因为皮肤损伤后不容易愈合,容易诱发褥疮。

(1)家人帮助翻身(被动翻身):中风后数日内,由于肢体瘫痪较重,需由他人帮助翻身。①由仰卧位向患侧翻身:此法较为容易,家属首先将患侧上肢保护好,患肢肩部向前伸,伸肘,伸腕,家属用左手掌顶住患肢手掌,右手拉住患者健手,即可翻向患侧,而后将患肢置于良肢位。②由仰卧位向健侧翻身:家属首先将患侧下肢屈曲,双手分别置于患侧肩部与臀部,用适当力量将患者翻向健侧,并将患肢置于良肢位。

(2)患者自己翻身(主动翻身):瘫痪肢体的功能稍有恢复即可自行翻身。①能伸肘时用摆动翻身法:患者取仰卧位,双手十指交叉,患侧拇指放在健侧拇指上方。向上伸展上肢,屈膝,将双上肢摆向健侧,再摆向患侧,可重复摆动一次,借助惯性,将身体翻向患侧。②不能伸肘时用健腿翻身法:仰卧位,用健手将患肢屈曲置于胸前,并以健手托住肘部,将健腿插入患腿下方,借助身体向健侧转动的同时,趁势用健腿搬动患腿,翻向健侧。

18. 脑卒中的早期康复治疗的意义有哪些?

早期进行康复治疗,有利于防止废用性肌萎缩等废用综合征的产生,有效地防止肢体挛缩,防止或减少非瘫痪侧的肌萎缩。同时在一定程度上解除患者的不安,减少体位性低血压的产生,有效地预防或减少肺部及泌尿系统感染、骨质疏松、褥疮等并发症,缩短住院时间。

早期进行康复治疗才能把废用综合征降到最低限度,才能保证有足够的能力使站立、步行训练等康复治疗早期开始,使患者能重新步行,这一点尤为重要。脑卒中后需完全帮助的患者,入院后第 8 周瘫痪侧肌萎缩可高达

60%～70%，萎缩的速度快，程度明显；同时非瘫痪侧也有较大程度的萎缩。而进行早期康复治疗，在14天内肌萎缩仅为5%～10%，然后开始恢复，至第8周时，肌肉断面面积与入院时无明显差别。前14天的肌萎缩不管多早开始康复治疗都无法避免，但可减轻肌萎缩程度。

19. 对脑卒中患者进行早期心理干预有何重要意义？

脑卒中并发焦虑症可能与中枢神经递质异常、脑卒中时脑缺氧引起机体代谢异常有关，而且和患者心理及社会因素密不可分。脑卒中发病后患者躯体变化，导致患者心理不平衡，难以接受现实。在疾病治疗过程中，如果医护人员及家属对患者的心理变化忽视，或患者不能很好地得到家庭及社会的支持，导致患者感到失望、无助，极易产生焦虑症状。脑卒中后的焦虑症不仅给患者带来极大的精神痛苦，还严重影响患者神经功能损伤及生活质量的提高，甚至增加患者的死亡率，并且会延长患者的住院时间，浪费医疗资源，增加家庭负担。因此，对脑卒中患者进行早期心理干预治疗显得尤为重要。早期心理干预可以有效缓解或减轻卒中后焦虑症，提高患者神经功能恢复及生活质量，缩短患者住院时间。

20. 偏瘫患者家庭护理要注意预防哪些情况发生？

（1）要防止心理问题的产生：要对患者进行心理护理。偏瘫患者由于恢复慢、活动受限而产生悲观失望、精神忧郁等各种心理。因此在护理此类患者时应有同情心和耐心，尊重和体贴、关心他们，使他们鼓起生活的勇气，主动配合治疗和进行自我锻炼。

（2）要防止各种并发症的发生：

首先，要防止褥疮的发生。由于患者肢体活动受限，需长时间卧床，故易引起坠积性肺炎和骨突出部位褥疮的发生，因此要定时翻身，一般每2h翻身一次，更换其卧位。

其次，要预防肺部感染。每隔一段时间给患者进行翻身的同时要拍背，保持呼吸道畅通，促进痰液排出，每天早晚两次进行口腔清洁，进食或呕吐时要防止误吸。

第三，要防治尿路感染。经常观察患者的尿液，如果出现颜色、形状的改变，要及时进行尿液检查；每天对患者会阴部进行清洁，排便后的擦拭要从前往后,减少尿路的污染;留置导尿管的要每月更换一次;出现尿路感染应马上就医。

(3)要防止肢体肌肉挛缩和关节畸形:要使患者保持良好的躺坐姿式,协助其被动运动。如防止上肢内收挛缩,可在患者腋下放置一个枕头;防止足下垂,可在患肢给予夹板等。应尽早给患者进行被动运动,各关节每日被动运动 2~3 次,每次每个关节向各方向运动 5 次以上,运动要轻柔,切忌粗暴,以免引起疼痛及损伤组织。

21. 瘫痪患者如何预防压疮?

压疮产生的原因是长时间受压,导致局部组织持续缺血缺氧,最终引起软组织的坏死。因此,压疮是重在预防而不是治疗。解决受压问题,要做到"三勤":

(1)勤翻身:白天每 2h、夜间每 3h 给患者改变体位一次。为了保持有效卧位,当患者侧卧位时,可在患者背后垫个枕头,此举可帮助患者放松背部肌肉让患者舒适,如有条件也可使用翻身专用枕。在侧卧位时,位于上面的一侧腿部应给予弯曲,双膝间和双足下要放置软枕。翻身时应避免拖、拉、扯、拽的动作,以防擦破皮肤。有条件的可以使用气垫床,通过调节床垫的软硬并加上规律的翻身,有效减少压疮的发生。

(2)勤整理:由于压疮产生的原因是受压,所以在勤翻身的同时要对患者身下的衣物及床单经常整理,保持床单及衣物的清洁、无皱褶、无碎屑,以免局部皮肤产生压痕。对于留置导尿管的患者,还要经常检查导管放置的位置是否正确,防止因导管放置不当被患者压在身体下,加重局部皮肤的压迫。同时要对皮肤加强清洁并保持干燥,增加皮肤的抵抗力。需要注意的是,在更换床单衣服或给患者使用便盆时,须将患者抬离床面,减少对皮肤的摩擦和损伤。

(3)勤观察:在翻身的同时还要加强对易受压部位皮肤的观察。易受压部位多为骨突处,根据体位不同,受压部位也不同。平卧位时,易受压部位为骶尾部、肩胛部、脊柱的棘突处、肘关节和枕后;侧卧位时,易受压部位为耳郭、肩峰部、肘关节、髂前上棘、膝关节外侧和足外踝。每次为患者改变体位后,都要对相应部位进行检查,如发现局部皮肤呈红色或暗红色的改变，要对此处皮肤加强关注，尽量减少受压时间。有条件的话，还可以使用预防压疮的液体敷料对局部进行按摩。

22．瘫痪患者如何预防肺部感染？

由于意识障碍、机体免疫力下降，咳嗽和吞咽功能的减弱等因素，导致长期瘫痪患者容易产生肺部感染。预防肺部感染，要做到以下几点：

（1）拍背：在每次给患者进行翻身的同时进行拍背，通过胸廓的震动，协助呼吸道清理分泌物，促进痰液排出。拍背的方法：手心拱起呈空心状由下往上，由外向内叩击患者背部，力度以感到患者的胸腔有震动为好。如患者意识清醒，可以在拍背时鼓励患者咳嗽帮助排痰。如患者有意识障碍，必要时在拍背后可以借助吸引器和吸痰管给患者吸痰。

（2）保持口腔清洁：应每天早晚两次给患者进行口腔清洁，如患者存在意识障碍，照顾者可以用软毛刷帮助患者刷牙。如患者存在偏瘫症状，每次进食时要将食团放在患者口腔的健侧，方便患者咀嚼，进食后要用漱口水漱口，将残留食物祛除。

（3）预防误吸：误吸分为显性误吸和隐性误吸两种。当患者出现呛咳等显性误吸的表现时，照顾者会很容易感觉到。但如果患者出现食物误入呼吸道却没有咳嗽等症状时，会大大减少照顾者对误吸的关注，从而导致患者长时间的隐形误吸，最终发展为肺部感染。因此，在患者进食或呕吐时，要防止其口腔内的食物或胃内容物吸入呼吸道。

23．瘫痪患者如何预防尿路感染？

长期瘫痪卧床的患者容易出现尿路感染，主要与长期留置导尿管、神经系统受损后导致的膀胱尿道功能障碍、排便后清洁方法不当、饮水量少等因素有关。由于女性患者的尿道短且直，所以尿路感染的概率要高于男性。

（1）观察：正常尿液的颜色清澈为淡黄色，当患者的尿液出现颜色改变、浑浊或出现絮状物时，作为照顾者要高度关注其有无尿路感染，可以通过尿常规检查或留取中段尿行尿培养检查进行证实。

（2）清洁：在日常生活中，首先要保持会阴部的清洁，每天两次用专用的毛巾温水清洗局部，对于留置导尿管的患者还要每天两次用无菌的生理盐水棉球或纱布擦拭导尿管和尿道口。每次排便后要注意清洁的方法。清洁顺序应该为由前往后，以减少对尿道的污染；其次，如病情允许的情况下，每天要给予患者少量多次饮温开水，达到稀释尿液、冲洗尿道的目的。

（3）定时更换导尿管：对于留置导尿管的患者，在未发生尿路感染的情况下，每月更换一次导尿管。如出现尿路感染应及时就医，遵医嘱酌情缩短更换导尿管的时间。

第四章 三级预防
残疾后不造成或减轻障碍

1. 脑瘫儿童的早期康复干预有哪些原则？

由于新生儿及婴儿脑功能发育不完善，即使有脑损伤也不一定很快被发现。因此定期随访检查可以早期发现脑瘫，以便尽早开始康复干预。早期康复干预的原则有：

（1）干预越早越好：即在3～4个月或6～9个月时开始，这个阶段是小儿生长发育速度最快的时期，其康复目标应该是以促进小儿正常发育为主，功能训练为辅，这个阶段也是脑瘫儿童取得最佳康复效果的关键时期。

（2）方法因人而异：关键是要掌握正常小儿的运动发育规律：自上而下由眼、唇、舌、颈、腰、上肢、下肢的顺序发育；由近及远，先能控制躯干的肌肉活动，然后控制肢体远端的活动；从泛化到集中，从不协调到协调，从粗大到精细；先取后舍，先能抓握后能放手；先从坐位站起，以后由立位坐下等。使脑瘫儿童逐步学会抬头、翻身、坐、爬等动作。

（3）全面干预：对具有脑瘫高危因素的儿童，应逐步开展全面的干预，即通过多种手段，使他们在发育的各个方面获得最大程度的康复。

（4）综合干预：将全面干预内容有机地结合起来，对脑瘫儿童采取综合的干预手段，包括运动疗法、作业疗法、语言疗法、中医（针灸、按摩）、物理疗法（声、光、电、水、磁、冷热等）、特殊教育（包括引导式教育）、音乐治疗、感觉统合训练、心理治疗、药物与外科手术治疗、矫形器纠正等。

（5）目标适宜：根据不同年龄阶段和存在的主要问题制订合适的康复治疗目标和方法，再结合治疗原则，边训练边调整内容，以达到理想效果。

2．脑瘫儿童早期康复干预主要包括哪些内容？

（1）早期教育：根据0~3岁婴幼儿体格、动作、感知觉、语言、注意、记忆、思维以及情绪、情感的发育规律，分阶段进行个别针对性教育训练。

（2）抚触：通过身体分布最广泛的皮肤感受器，接受良好的刺激，解除婴儿皮肤"饥饿"，兴奋中枢感受点，促进血液循环和身体发育，增加食欲和体重，促进大脑、小脑平衡，预防感觉统合失调，同时也增进情感交流。

（3）婴儿体操：主要适合6个月以内的婴儿，有胸部运动、上下肢的屈曲运动、膝关节运动、翻身运动等。

3．脑瘫儿童的运动康复干预原则有哪些？

（1）早期发现，早期干预。

（2）注意营养，增强机体抵抗力，预防感染，保持健康。

（3）抑制异常的姿势和运动模式，进行正常运动发育的易化训练。

（4）扩大关节活动范围，预防关节挛缩、骨骼变形，提高移动能力。这些对痉挛性脑瘫儿童尤为重要。

（5）把训练贯穿于游戏中，用游戏的方式引导脑瘫儿童主动运动，以达到训练要求，如抬头、翻身、爬行等。

（6）生活动作训练是脑瘫儿童最基本的生存训练，使脑瘫儿童在进食、清洁、穿脱衣裤、大小便以及语言交往等诸多方面逐渐达到自理。

（7）根据患儿的具体情况，可使用矫形器协助改善功能，预防畸形的发生。还可以采用外科手术矫正挛缩畸形、减轻痉挛、固定关节等。这些治疗均需再配合运动训练。

4．智力残疾儿童需要哪些早期康复治疗？

主要有五大行为领域的康复治疗内容：

（1）大运动：指姿势或全身的活动，如俯卧抬头、抱直竖颈、坐、站、走、跑、攀登等。正常儿童的这些动作都按一定顺序、在一定的月龄范围出现，可智力落后孩子却晚得多，需要着意训练。

（2）精细动作：指手的动作，包括大把抓物、对指（拇指与食指对捏、拇指与其他指对捏）、动作协调等。

（3）语言：指带有含义的面部表情、出声、咿呀学语、称呼、懂话、模仿语言、说单词、说句子等。

（4）适应性行为（认知能力）：指视、听、摆弄物体、使用"工具"、认识形状、认识颜色、认识数字等，是儿童与物交往时的活动。适应性行为是以后智力活动的基础，在说明一个儿童的智力水平上占有重要地位。

（5）个人—社会行为：指儿童作为一个社会人需要学会的一些行为，包括儿童与他人交往的能力以及儿童生活自理的能力。

5．儿童低视力的早期干预方法有哪些？

儿童低视力的早期干预目的是为了将视觉损伤的影响降至最低程度，以便患儿能更好、更有效地使用其可利用的视力，提高学习和生活能力，提高生活质量。

首先要认识到以下三点：视觉的发育不能自然产生；视功能的高低不单纯取决于所测视力的结果；可以通过训练提高视觉效果。

因此儿童低视力的早期干预主要就是视觉训练。儿童视觉的发育要靠"看"，看得越多越好。视网膜接收到的信息传到大脑，再由大脑进行翻译、分析、组织，最后形成各种视觉记忆。正常儿童视觉发育主要靠自己看，低视力儿童的视觉发育要靠别人教他们如何使用残余视力，并认识及理解他们所能看到的一切。

除此之外，低视力儿童还需要靠视觉意外的其他感觉来获得外界信息，如听觉训练、触觉或触—运动知觉训练、嗅觉及味觉训练，他们需要比正常人更多地使用这些感觉，以弥补视觉方面的不足。

6．盲童需要进行哪些康复训练？

（1）运动训练：转动身体各部位训练，移动训练，手指、掌指协调训练。

（2）言语训练：发音训练，语言表达训练和语言理解训练。

（3）触觉训练：教盲童通过皮肤的触觉来区别物体的不同。开始可以选择一些摸起来较为舒适的物品，如天鹅绒和绸缎，以后再接触木块、羊毛制品、塑料制品、皮革、砂纸、地毯等较为粗糙或坚硬的东西，也可以让他们触摸冰块、热的馒头等来感知文图。

（4）听觉训练：使用录音机、半导体、电脑或在日常环境中教盲童认识和辨别各种乐器声、动物的叫声、人们的说话声和街道上的各种响声，同时教他们根据声响判断大概的距离。

（5）日常生活技能训练：训练独立进食、洗澡、洗漱、入厕、穿衣等。

7. 听力障碍儿童的康复训练包括哪些内容？

听力障碍儿童的康复训练主要包括听觉训练和语言训练两方面。根据听觉发展的规律，听觉训练可以按照听觉察知、听觉分辨、听觉识别和听觉理解4个阶段循序进行。语言训练主要包括发音训练、词语训练、句子训练和语言交际训练4个方面。

在进行听觉、语言训练的同时，还要注重听力障碍儿童其他方面的发展，只有各方面得到全面发展，才能适应和融入社会。

8. 听力障碍儿童需要进行哪些家庭康复训练？

一旦发现孩子的听力可能有问题，就应当及时进行确诊，确诊为听力障碍儿童应及早配戴助听器。戴了6个月左右的助听器，经过听力言语训练无效的，要考虑植入人工耳蜗，以免耽误孩子的最佳康复训练时机。正常儿童的言语发展关键期在3~6岁，听力障碍儿童的康复训练最好不要错过这个关键期。

（1）每天坚持戴助听设备：刚戴上助听设备，孩子可能会有不适感，有的会用手去抓甚至拿出来。家长应当发挥好助听器的作用，如果不舒适或不适应，应当到有调试能力的医疗机构或助听器生产经销的单位进行调试，使其发挥应有的作用。也不要因为溺爱孩子而不再给孩子配戴，从而错过了言语发展的关键期。

（2）每天坚持做听力训练：可以利用家庭环境对孩子做一些听力训练，比如叫孩子的名字，说一些简单的日常词语，观察孩子的反应；可以让孩子听自然的声音，有声音发出的时候用食指指着耳朵，告诉孩子"有"声音或"没有"声音，提醒孩子用耳朵去听，如打雷、下雨声、汽车的喇叭声、小狗的叫声等；家长还可以制造一些声音，如用木棍敲击盆、用手敲门等，并告知孩子"有"或"没有"声音。能够分辨声音"有"或"没有"以后，可以试着训练差异较长的长音和短音，如分辨"喵喵喵——"、"汪！汪！汪！"等。再通过"扩句听辨、模仿表达"来练习记忆声音，如：衣服→一件衣服→一件红色的衣服→买了一件红色的衣服→阿姨买了一件红色的衣服。

（3）对听力障碍儿童进行语言刺激：要进行大量的语言刺激活动。先从理解词汇入手，如身体的五官有耳朵、嘴巴、眼睛等。家长要随时随地跟孩子说话，看见什么说什么，慢慢积累大量的词汇。

（4）引导听力障碍儿童发出自然的声音：可以先选择响亮的、口型容易掌握的单元音 a，逐步联系 o-e-i-u 等各音。再选择一些音节。发音练习时，家长的双唇要自然开合，表情要放松，发出的声音让人听起来没有异常，一切以"自然状态"为标准。家长要细心观察孩子的发音状况，及时纠正为"自然状态"。

（5）培养听力障碍儿童初步的交往意识：可以从呼唤名字开始，用示范的方法让孩子来模仿，多次反复。然后再做一些简单的对话，如拿着玩具问孩子"要吗？"，让他回答"要"或"不要"等，逐步培养孩子的交往意识。

（6）培养听力障碍儿童良好的行为习惯：孩子的康复不仅要能听会说，还要有健康的心态、健康的身体和健全的性格，而健全的性格应从孩子的行为习惯逐步培养，比如讲礼貌、讲卫生、爱劳动等。还要培养孩子不固执、不无辜哭闹、不抢占玩具、喜欢看书等好习惯。家长在培养孩子良好行为习惯时，贯穿语言的训练，利用日常生活进行康复训练，这种方法也易于孩子接受，易于记忆。

9．孤独症儿童的早期干预方法有哪些？

（1）药物治疗：用于控制患儿严重的情绪行为异常。学龄前儿童多辅助给些维生素和微量元素，营养大脑细胞、恢复大脑功能及促进大脑细胞新陈代谢，尽量不使用或少使用抗精神病药物。对情绪不稳定，尖叫、烦躁不安或严重的行为问题患儿，可给予情绪稳定药或抗精神病药物，但一定要在专业医生的指导下使用，切忌盲目使用。

（2）教育和康复训练：主要包括模仿、感知、粗大动作、精细动作、手眼协调、非口语认知、口语认知、生活自理技能、社会交往技能及行为矫正训练等。

（3）其他注意点：家长要调整心态，面对现实，并接纳患儿，父母之间、家庭成员之间一定要协同一致，努力参与家庭训练。家长和专业人员在康复过程中，对孩子的行为要宽容，要理解他们在生活中存在的困难，帮助他们最大限度地发挥自己的潜能，真心夸奖他们的每一点进步，培养他们的自信心。

10. 不同阶段的偏瘫患者需要进行哪些康复治疗？

偏瘫的康复治疗分为3个不同的阶段：软瘫期、痉挛期、恢复期。各期的康复治疗内容也不尽相同：

（1）软瘫期的治疗包括：①体位治疗；②输入感觉刺激；③利用对称性、不对称性颈腰反射诱发肌张力产生；④利用联合反应、共同运动诱发肌张力产生；⑤牵拉、挤压关节；⑥早期深呼吸训练；⑦主动体位转移。

（2）痉挛期的治疗目的是抑制痉挛模式，促进分离运动的产生，包括：①早期站立；②控制能力训练；③坐位平衡及躯干运动训练；④负重—步态训练；⑤应用神经肌肉本体促进法促进分离运动及正常运动模式产生；⑥手功能作业训练。

（3）恢复期治疗主要是训练患者达到随意和协调的正常活动，可根据患者的不同病情，进行言语训练、心理训练、智力训练等康复治疗。

11. 偏瘫患者康复治疗包括哪些内容？

（1）运动疗法：用于恢复偏瘫患者的运动功能，主要是一对一的手法治疗。治疗方法是根据中枢神经发育学原理，通过易化和促通技术恢复患者的运动和感觉功能，抑制异常运动和反射。也配合使用一些运动器械促进患者的运动能力。

（2）作业疗法：是针对上肢运动能力、协调性和手的精细活动进行的康复治疗，目的是恢复患者的日常生活活动能力。

（3）物理治疗：如功能性电刺激、生物反馈治疗和相应的理疗，改善偏瘫肢体的肌肉和循环问题。

（4）言语治疗：对伴有言语功能障碍的患者进行治疗，以改善患者的言语沟通能力。

（5）吞咽障碍的治疗：吞咽障碍评定，低频电刺激治疗、球囊扩张术、口腔功能控制训练、吞咽手法训练、吞咽反射及吞咽协调训练、食物的选择与调制、进食指导。

（6）心理治疗：脑卒中偏瘫患者常伴有抑郁、焦虑情绪，需要给予适当的心理干预。

（7）康复工程：对于偏瘫肢体可以配置适当的矫形支具，以阻止肢体变形，辅助功能活动。

（8）康复护理：包括患者发病早期或卧床期的肢体功能位摆放和被动活动，预防呼吸道、泌尿道和胃肠道的并发症等。

12. 脑卒中的康复治疗过程中应注意哪些问题？

（1）每学一个动作，务必了解其具体内容、功能和正确做法，每练一个动作，务必做到姿势正确，并把意念集中在这个动作正在锻炼的主要身体部位上。

（2）锻炼某一部位肌肉，就应使该肌肉连续多次受到所需的一定强度的刺激，并要它完成一定量的工作负荷，来促使人体的组织和力量为适应这种强度的刺激和负荷而得到发展。

（3）一次康复锻炼课程中，每个动作的负荷是用某种重量连续做多少次数（称为一组），共做多少组构成的。一次锻炼的总负荷是由各个动作的负荷相加而成的。负荷和强度的增加应力求适应。对条件不同、目的不同和锻炼阶段不同者，其增加程度都应有所不同。

（4）切勿锻炼过度。康复锻炼虽然要消耗人体的能量和养料，锻炼的强度越大，需要的养料越多，需要的休息质量就越高。

（5）预防扭伤筋骨、撕伤肌肉和韧带等事故，在开始锻炼时，应先做充分的准备活动。开始进行新康复锻炼动作时，应由家属在旁保护，以保证安全。

（6）想得到良好的锻炼效果，必须按规定的时间进行，不能缺课和中断。时断时续地锻炼不能使被锻炼的部位感受到一定的重复性刺激，就不能产生适应性的反应。

（7）避免在康复中偏重多锻炼某些部位，而忽视其他部位，要全面兼顾各关节、肌肉及各种不同功能。

（8）可做一些康复锻炼记录，并时常加以比较、分析和研究。从中总结患者对哪个动作反应较好或较差，哪段锻炼期间进步较快或较慢。从中得出改进锻炼的有效办法，以鼓舞患者坚持锻炼，不断进步。

（9）脑卒中的特点是"障碍与疾病共存"，故康复应与治疗并进，如对高血压、动脉硬化、糖尿病以及心脏病等常见病因，应同时进行全面的监护和治疗。

13．骨折后除复位、固定等常见治疗方法外，为什么还要进行康复治疗？

骨折后的处理目的，一是保证及促进良好的愈合，二是保证或恢复运动功能。为了保证良好及迅速的愈合，医生会对患者进行良好的复位及持续而可靠的固定，包括内固定及外固定。而固定必然引起肢体各组织的失用性变化，包括肌肉萎缩、关节挛缩和瘢痕粘连形成，可导致肢体功能障碍；局部血液循环障碍及缺乏应力刺激，又可引起骨质疏松及骨痂形成迟缓，进而导致肢体功能障碍。因此，骨折固定既有显著的有利，又有明显的不利。

骨折后康复是治疗骨折的重要内容。其目的是采取进一步措施，更好地消除创伤及固定的不利影响，通过有计划、有目的的运动训练，促进骨折愈合和肢体的功能恢复，避免骨折病（关节僵硬、肌肉萎缩、骨质疏松、骨折延迟愈合和不愈合）的发生。

有的人由于重治疗轻康复，造成了较多的骨折后本不应发生的功能障碍。因此，治疗骨折的正确观点应当是：固定与活动相结合，骨与软组织并重，局部与全身兼治，医疗措施与患者的主观能动性密切配合。这样就能做到骨折复位而不增加软组织损伤，骨折固定而不妨碍肢体活动，从而促进血液循环、增强代谢，加速骨折愈合，并使功能恢复和骨折愈合齐头并进。

14．骨折后怎样进行康复训练？

一般分为三期进行：

（1）功能锻炼的早期：骨折后1~2周内。这个阶段伤肢肿胀、疼痛，骨折断端不稳定，容易再移位。这个阶段功能训练的主要目的是促进血液循环，有利于消除肿胀和稳定骨折。主要形式是患肢肌肉做等长收缩，即在关节不动的基础上，患肢肌肉做有节律的静力收缩和放松，就是我们常说的用力绷紧和放松，来预防肌肉的萎缩或粘连。

（2）功能锻炼的中期：骨折后2周至骨折的临床愈合。这个阶段伤肢肿胀逐渐消失，疼痛缓解，骨折断端出现纤维连接，并逐渐形成骨痂，骨折处稳定。除了继续进行伤肢的肌肉收缩训练外，可在医护人员和健肢的帮助指导下，逐渐恢复骨折的近端、远端未固定的关节的功能活动和骨折上下关节的活动，并逐渐由被动活动转为主动活动，增加主动的关节屈伸活动、防止肌肉萎缩、避免关节僵硬、减少功能障碍。在病情允许的情况下，应尽早起床进行全身活动。同时，应配合理疗方法达到消肿、止痛，促进骨痂形成的目的。

（3）功能锻炼的后期：也就是达到临床愈合或已经去除外固定。骨性骨痂已形成，X线检查已显影，骨骼有了一定的支撑力，但多数存在邻近关节的关节活动度下降、肌肉功能萎缩等功能障碍。因此，这个阶段康复的目的是恢复受累关节的活动度，增强肌肉的力量，使肢体功能恢复。训练的主要形式是：加强伤肢关节的主动活动和负重练习，使各关节功能迅速恢复到正常活动范围和正常力量，注意全身功能训练的协调性以及步态训练。同时结合训练目的和病情变化配合理疗方法。

15. 什么是骨关节病？

骨关节病是由于关节退化、关节软骨被破坏所致的慢性关节炎，其特征是进行性关节软骨消失、骨增殖和出现不同程度的关节僵硬与不稳定，导致功能减退，甚至丧失。包括骨关节炎、增生性关节炎、肥大性关节炎、退化性关节炎、变形性关节炎等。

16. 中老年人常见哪些骨关节病的症状？

步入中老年阶段之后，所有的器官都在发生功能性退化，关节组织也开始缓慢老化，对于一些关键的部位，或者是负重比较多的部位，更容易患关节疾病。特别是负重多的膝关节、脊柱关节最易受损。经常发生在50岁以上人群，且女性多于男性。

（1）骨质增生的相关症状：①关节软骨改变，关节面及骨实处骨小梁增多和骨密度增高或骨质疏松，有时其增生形状像口唇或像鸟嘴等，一般人称之为骨刺。骨质增生开始时，并无大的痛苦，不拍片不易确诊。②颈椎骨质增生，表现为头部转动不灵，发展到头晕、头痛、上肢麻木或类似肩周炎，重者出现呕吐、眩晕、持物落地，突然猝倒，记忆力减退等。③腰椎骨质增生除直腰不便外，下肢症状不时而来，表现为腿脚不灵、抬腿不灵活等。④其他部位增生都有局部症状，总的特征是顺势好感，反势困难，甚至疼痛。另外，骨质增生患者的病状基本不受风雨天气的变化影响，但长期和重症骨病患者，行动困难，体质不健，也有随气温变化而加重者。

（2）腰椎间盘突出的症状：①腰部疼痛，以持续性的钝痛为常见，平卧时减轻，久站后加剧。②下肢放射痛，疼痛主要沿臀部大腿及小腿后侧至脚跟或足背，呈放射性刺痛，严重者可呈电击样疼痛。③下肢麻木、发凉，一般与下肢放射痛伴随出现，患处温度降低，尤以肢趾的末端最为明显。④肌肉力量减弱或瘫痪、足下垂。⑤间歇性跛行。

（3）风湿性关节炎的症状：起病一般急骤，有咽痛、发热和白细胞增高；以四肢大关节受累为多见，常为游走性关节痛，关节症状消失后无永久性害损害；常同时发生心肌炎；血清抗链球菌溶血素"O"，抗链球菌激酶、抗透明质酸酶增高，C反应蛋白呈阳性，而类风湿因子阴性；水杨酸制剂疗效常迅速而显著。

（4）类风湿关节炎的症状：不仅局限于关节部位，而且以关节的病变表现最为显著。受累的关节以手足的小关节和肘膝关节最为常见。早期症状有关节肿胀、疼痛、屈伸不利、局部皮肤光亮发热，逐步发生关节周围的肌肉萎缩、关节的纤维性僵硬，特别是手的指间关节可形成典型的梭形改变。关节病变呈多发性和对称性，严重的晚期病例可形成畸形，还可造成关节脱位等病变，除局部症状外，尚有全身不适、消瘦、贫血、皮下结节等全身症状。化验检查有类风湿因子阳性、血沉加快等明显变化。X线检查有关节肿胀，关节间隙变窄、模糊，骨质疏松等。

17．骨关节病的康复治疗有哪些方法？

骨关节病除了药物和手术治疗外，还应根据患者自身情况，如年龄、性别、体重、病变及程度等选择合适的康复治疗方法。

（1）休息：急性骨关节病发作时，应当使用全身性休息或部分休息使炎症减轻，疼痛缓解。但要注意，休息得太久会产生后遗症，如肌肉无力、关节挛缩、褥疮、骨质疏松、心肺功能降低等。

（2）运动疗法：其目的是为了增加或维持关节活动度，增强肌力、肌肉耐力、加强新功能，增加骨密度，改善神经心理状态等。严重肌无力患者可选择被动运动；炎症消失、关节不再疼痛时，可以选择主动运动。主要方法有：①肌力训练，如等长运动、等张运动、等速运动；②改善心肺功能，如进行有氧运动，可以选择水中运动、功率自行车、健身舞蹈、改良式太极拳、平地健行等，要注意运动的频率和持续时间，一般每周3～5次，每次20～60min，运动的强度以最大心率（220-年龄）的55%～90%为限，可在运动前做心肺功能测定。

（3）物理治疗：如冷疗、热疗、电刺激治疗等，以减轻疼痛，降低肌肉痉挛，改善软组织的延展性，增加关节活动度和功能。

（4）中医治疗：针灸、推拿、中药治疗等，调节神经功能，解除肌肉和血管痉挛，舒经活络。

（5）辅具治疗：运用膝关节、下肢矫形器或助行器、拐杖等移动辅具等，减轻关节或软组织的负荷与疼痛，增进关节的稳定性。

（6）作业治疗和心理辅导：根据患者的自身情况进行相应的设计，增加患者的日常生活能力。同时，引导患者在认识上进行自我调整，增强治疗的信心，从被动治疗转向主动积极的合作治疗，以提高康复的疗效。

18. 骨质疏松症患者的康复治疗方法有哪些？

（1）运动疗法：运动疗法可以阻止骨量丢失，增强骨质密度，促进性激素分泌和钙吸收，提高肌力。一般采用有氧训练、力量训练、抗阻训练等方式。运动的强度原则是"超负荷"，即在运动过程中加在骨上的负荷应不同于且大于日常活动中的负荷，靶心率为最大心率（220-年龄）的60%～80%。要注意的是，大量的、不恰当的运动，会引起机体的疲劳和压缩性骨折。椎体骨质疏松症患者要避免过度前屈，如触摸脚尖和划船样动作。

（2）低频脉冲磁场治疗：能增加骨压电位和骨密度，电场和磁场最终能以力场形式作用于骨胶原基质使发生形变。

（3）其他物理治疗：如短波、超短波、温热疗法、电刺激疗法等。

19. 残疾人辅助器具有哪些功能和作用？

残疾人辅助器具是指能够有效防止、弥补、减轻或替代因残疾造成身体功能减弱或丧失的产品、器械或技术系统。

其主要功能有：①代偿失去的功能，如配戴假肢后可以像健全人一样行走、骑车和负重劳动。②补偿减弱的功能，如配戴助听器能够使具有残余听力的耳聋患者重新听到外界的声音。③恢复改善的功能，如足下垂者配置足托矫形器能够有效改善步态，偏瘫患者能够通过平行杠、助行器等康复训练器具的训练恢复其行走功能。

使用残疾人辅助器具可以起到以下作用：

（1）自理生活的依靠。辅助器具涉及起居、洗漱、进食、行动、如厕、家务、交流等生活的各个层面，是发挥功能障碍者潜能、辅助自理生活的重要工具。

（2）全面康复的工具。辅助器具涉及医疗康复、教育康复、职业康复和社会康复的各个领域，是康复必不可少的工具。

（3）回归社会的桥梁。2001年5月世界卫生组织（WHO）发布的《国际功能、残疾和健康分类》中强调，个人因素和环境因素对残疾的发生和发展，以及对功能的恢复和重建都有密切关系，其中环境因素对残疾人康复和参与社会生活具有重要作用。如社会给截瘫者提供了轮椅，他们可以走出家门；当他们走出家门面对一个出行有坡道，上下楼梯有升降装置的无障碍环境，才能实现正常参与社会生活的愿望，因此辅助器具是构建无障碍环境的通道和桥梁。

20. 助视器有哪几种？怎样选择配戴？

助视器是为了提高人眼视觉能力。用助视器时，眼睛所看到的实际上是物体通过光学系统所成的像，这个像对人眼所张的视角应大于用人眼直接观察的视角，也就是通过光学原理将景物放大，从而使眼睛的视角增大。虽然助视器的结构、形状、指标有很多种，但在使用上可分为近用助视器和远用助视器两种，都是光学眼镜。

（1）近用助视器：也称为放大镜，低视力患者用来观察近距离的物体。

应将所看到物体放在它的物距处，可以看到物体被放大的正立虚像，并处于人眼的明视距离附近。它在结构上可以有很多种，如：手持式放大镜，可以依据人眼的不同适当地改变物距，观察较为方便；架式放大镜固定了物距，可腾出双手进行工作；带光源放大镜可提高暗处的光照，增强明亮感和对比度；眼镜式助视器可根据人眼的视力不同，选用不同的品种，视野较大，近用助视器有不同的放大倍数一般为2～6倍。使用近用助视器时，应将目标放在物距的附近才能观察清晰，眼睛要靠近镜片，以便增大视场，同时也减少高倍放大镜引起的观察物变形。

（2）远用助视器：也称为望远镜，低视力患者用来观察远处的物体。它由两组镜片组成，结构较大和复杂。可根据物体不同的距离进行调节，从而观察到清楚的像。形式有单筒和双筒两种。单筒重量轻，便于携带外出；双筒观察物体清晰，有立体感。视度的调节范围为-10D～+10D，放大倍数一般为2～8倍。需要注意的是，放大倍数越大，手持观察的效果越差，视场也越小。远用助视器最好在静态使用。

（3）远、近两用助视器：既能远用又能近用，结构是眼镜框架形式。即在远用助视器上安装附加镜而达到近用的效果。使用方便，不用手持，观察距离长，倍率品种多，重量轻。远用时放大倍数较小，一般为2～3倍，近用时安装不同的附加镜，得到不同的放大倍数，一般为2～6倍，适用于学生随班就读学习。缺点是结构较大。

（4）压贴棱镜助视器：这种助视器是视野残疾的患者用来增大眼的视野时使用的。视野残疾医学上称管状视野，视角小于10°。

21．怎样选择和使用助听器？

（1）应因人而异，正确选择：要根据听力损失的类型、程度及患者实际需要选择助听器的线路和功率，从而使所选择助听器的电声特性能够满足患者的听力损失需求，达到较好的听力补偿，这是选择助听器的关键因素。因此，应到正规医院的耳鼻喉头颈外科接受检查，确认听力损失的原因、类型和程度，并在正规机构咨询专业听力师。听力师会根据患者实际需要选择助听器。老年人选择助听器，除了满足当前听力需求外，还应考虑到随着年龄不断增长，听力还有进一步下降的可能，因此在助听器的功率选择上应考虑一定的余量。对于儿童患者，由于其耳郭及外耳道仍处于发育过程中，可选择耳背式助听器，当由于耳部发育产生啸叫时，更换耳模即可。当其耳部发育基本成熟后可考虑更为隐蔽的助听器类型，如耳道式或深耳道式助听器。年纪大手脚不太灵活的人，以及视力较差的人，应考虑摘戴助听器和对细小按钮进行调节的难度，选择自己较易操作的助听器类型。耳道太窄小的人一般不太合适选配耳内式助听器。如果需要通气孔大一些，配戴更加舒适，可选择耳背式助听器，并在耳模上加开通气孔。

（2）循序渐进，正确使用：助听器的使用有一定的适应时间，即声音经助听器处理后，和原始声音会有一定的差异，患者需一定的时间去适应这种新的声音，对于初次选配助听器的听力损失者，这一点更为明显。至于适应时间的长短，往往与多种因素有关，如年龄、身体状况、听力损失程度和时间等。助听器选配后的头几个星期，切勿到嘈杂的地方去，如超级市场或机场。此外，还应慢慢增长配戴助听器的时间。在最初的数天里，配戴助听器的时间不应超过 1~3h，当感到神经紧张或疲倦时，应把助听器取下，休息数小时，逐渐延长配戴时间，最终使助听器成为自己的朋友。对于听力损失比较严重的患者，单纯依靠助听器往往还会存在一定的交流困难，在这种情况下，还应学习一些聆听技巧，必要时还需注意看别人口型。

（3）注意方法，正确保养：保养助听器应注意：①保持助听器干燥，避免受潮、受热、浸水，在洗脸、洗头、游泳和喷发胶时均应取下助听器，下雨时应注意保护不受雨淋。在潮湿季节和地区，以及爱出汗的人，应格外注意保持干燥，并坚持使用干燥剂。②避免跌落、碰撞或震荡，以免助听器外壳破裂和内部零件破损。③正确使用助听器电池，须使用专用电池，并及时更换，长期不用时应将电池取出，以避免电池液漏造成助听器损坏。④保持助听器清洁，可利用助听器保养套件中的钩圈或用小刷子将耵聍剔除，或到耳科就诊，但切忌捅得太深，特别是耳内式助听器，捅得过深会损伤助听器的受话器。

22．如何给脑瘫孩子选择矫形器？

矫形器（Orthosis）又称为支具，是应用于人体四肢、躯干等部位，通过力的作用以预防、矫正畸形并补偿骨骼、肌肉部分或者全部功能的器械。

它的作用可概括为稳定与支持、固定与保护、预防与矫正、承重与改善或补偿功能。脑瘫患儿的家长们应该在康复治疗师以及康复医生的建议指导下为患儿进行康复功能训练，适当配合矫形器的配戴，达到一个更加理想的康复效果。在脑瘫的康复中经常使用的矫形器有以下几种：

（1）足矫形器：包括足托、足软垫、矫形鞋。足矫形器主要适用于足部有轻度内外翻、足弓塌陷、下肢发育不良造成长短腿但能独立行走，足的跖屈背屈功能较好的脑瘫患儿。

（2）踝足矫形器：包括硬踝足矫形器，可挠性踝足矫形器、动态踝足矫形器。硬踝足矫形器限制了踝关节的各方向运动，包括踝关节的内外翻，主要适用于痉挛严重，肌张力高，内外翻严重而又不能站立迈步的脑瘫患儿；可挠性踝足矫形器与硬踝足矫形器类似，但是选用的材料弹性更好，主要适用于能走路的患儿，用于矫正和预防在步行时踝的畸形与异常运动；动态踝足矫形器是目前应用最广泛的矫形器，不仅有硬踝足矫形器的优点，又能保持患儿足有一定的背屈和跖屈，主要适用于轻度痉挛，足内外翻不算很严重，足部畸形容易矫正的脑瘫患儿。

（3）膝踝足矫形器：由金属铰链和塑料外壳构成，主要适用于在站立、步行中有膝关节过伸以及膝关节侧方运动，同时伴有踝足畸形及异常运动，但能够站立或者步行的脑瘫患儿。

（4）膝矫形器：作用与膝踝足矫形器类似，结构上没有膝踝足矫形器小腿以下的部分，主要适用于在站立、步行中有膝关节过伸以及膝关节侧方运动，但没有踝足畸形及异常运动，能够站立或者步行的脑瘫患儿。

（5）髋膝踝足矫形器：主要是用于控制髋关节的内收外展，以及下肢旋转异常的脑瘫患儿。

23．哪些脊柱侧凸的患者需要配戴矫形器？

脊柱侧凸的矫形器治疗是矫正中度特发性脊柱侧凸的有效方法之一。对于需要非手术治疗的发育期儿童及青少年，装配一定形式的侧凸矫形器，同时采用运动疗法改善肌肉的矫正力量，采用牵引疗法改善脊柱的柔软性，能达到控制脊柱畸形、矫正侧凸的目的。

（1）20°～40°之间的轻度脊柱侧凸，婴幼儿型和早期少儿型的特发性脊柱侧凸可用脊柱侧凸矫形器治疗，偶尔 40°～60° 之间也可采用，侧凸超过 40° 时，不宜采用。

（2）骨骺未成熟的患儿宜用脊柱侧凸矫形器治疗。

（3）两个结构性弯曲到 50° 或单个弯曲超过 45° 时，不宜采用脊柱侧凸矫形器治疗。

（4）合并胸前凸的脊柱侧凸，不宜用脊柱侧凸矫形器治疗。因脊柱侧凸矫形器能加重前凸畸形，使胸腔前后径进一步减少。

（5）节段长的弯曲，脊柱侧凸矫形器治疗效果佳，如脊柱侧凸矫形器治疗 8 个节段 50° 侧凸效果优于 5 个节段的 50° 侧凸。

（6）40° 以下弹性较好的腰段或胸腰段侧凸，波士顿脊柱侧凸矫形器效果最佳。

（7）患者及家长不合作者不宜采用脊柱侧凸矫形器治疗。

24．什么是医学康复？

医学康复是指以康复为目的，通过科学的医疗手段，研究有关功能障碍的预防、诊断、评定和治疗的一门学科，旨在促进患者的功能康复和提高生活质量。

25．什么是职业康复？

职业康复是指采取各种适当手段，综合利用药物、器具、疗养护理帮助伤残人员恢复健康和工作能力，以及料理自己生活的能力。包括肢体、器官、智能的全面和部分恢复，以及职业培训。通过医疗康复和职业康复，达到重返工作岗位或选择合适的职业，恢复正常生活能力，参加社会活动的目的。主要环节有职业咨询、职业指导、职业训练和职业安置等。具体包括：职业能力评估，工作分析（医疗机构内或现场），功能性能力评估，工作模拟评估；工作强化训练（医疗机构内或现场），工作重整和体能强化，工作行为训练、工作模拟训练及工作安置等。

26．什么是教育康复？

教育康复是指为残疾人提供受教育的机会，尽量创造条件使聋哑儿童、弱智儿童、肢体伤残儿童及青少年进入普通学校接受九年义务教育及中高等教育，通过教育的手段开发残疾人的潜能，发挥其优势。

27．什么是社会康复？

社会康复是指从社会的角度，运用社会工作方法帮助残疾人补偿自身缺陷，克服环境障碍，采取各种有效的措施为残疾人创造一种适合其生存、创造性发展、实现自身价值的环境，使他们平等地参与社会生活、分享社会发展成果的专业活动。社会康复的实现，一方面依靠残疾人自己的努力，另一方面依靠社会的大力帮助。如改变社会及家庭对残疾人的态度，提倡理解、尊重、关心、帮助残疾人；促进残疾人婚姻美满、家庭幸福；提供适宜的交通工具及无障碍建筑设施等。

28．适龄智力残疾儿童能上学吗？

能。根据我国义务教育法的规定，平等接受义务教育是包括残疾儿童在内的每个儿童的基本权利，是受法律保护的。只要是具有我国国籍的适龄儿童，不管残疾与否，残疾程度如何，根据义务教育阶段儿童就近入学的原则，任何学校都不得拒绝接收。

29．智力残疾儿童可以到哪里接受义务教育？

目前，我国智力残疾儿童九年义务教育的安置模式主要有特殊学校、普通学校附设的特殊班和普通学校随班就读3种类型。特殊学校和普通学校附设的特殊班都是专门招收残疾学生就读的教育模式，与普通学生是隔离的。普通学校随班就读教育模式则是从融合教育的理念出发，将有特殊需要的儿童安置在普通班，与普通学生一起学习，按规定一个普通班级的随班就读学生不能超过3人。

30．适合智力残疾学生选择的职业有哪些？

适合智力残疾学生选择的职业范围大体如下：

（1）服务业：如清洁工、商店店员、餐厅服务员、货物运输工等。

（2）农业：如种植粮食、蔬菜、果树林木，饲养家禽、鱼类等。

（3）工业：如钳工、木工、缝纫工、编织工、印刷工、油漆工、建筑工等。

我国智力残疾学生职业教育的内容涵盖了烹饪类、园艺类、服务类、缝纫、编织类、计算机初级应用、美工、金木工等专业领域。

图书在版编目（CIP）数据

残疾预防工作知识问答手册/无锡市人民政府残疾人工作委员会主编. --北京：华夏出版社，2016.4（2016.8 重印）
　　ISBN 978-7-5080-8784-9

　　Ⅰ. ①残… Ⅱ. ①无… Ⅲ. ①残疾－预防（卫生）－中国－问题解答 Ⅳ. ①R1-44

　　中国版本图书馆 CIP 数据核字（2016）第 067256 号

残疾预防工作知识问答手册

主　　编	无锡市人民政府残疾人工作委员会
责任编辑	梁学超
出版发行	华夏出版社
经　　销	新华书店
印　　刷	三河市少明印务有限公司
装　　订	三河市少明印务有限公司
版　　次	2016 年 4 月北京第 1 版　2016 年 8 月北京第 2 次印刷
开　　本	720×1030　1/16 开
印　　张	13.5
字　　数	209 千字
定　　价	36.00 元

华夏出版社 地址：北京市东直门外香河园北里 4 号　邮编：100028
网址：www.hxph.com.cn　电话：(010) 64663331（转）
若发现本版图书有印装质量问题，请与我社营销中心联系调换。